Angst und Depression

UNI-MED

UNI-MED Verlag AG
Bremen - London - Boston

Schläpfer, Thomas:
Angst und Depression/Thomas Schläpfer und Caroline Frick.-
1. Auflage - Bremen: UNI-MED, 2007
(UNI-MED SCIENCE)
ISBN 978-3-89599-256-8

Printed in Europe

Die Erkenntnisse der Medizin unterliegen einem ständigen Wandel durch Forschung und klinische Erfahrungen. Die Autoren dieses Werkes haben große Sorgfalt darauf verwendet, daß die gemachten Angaben dem derzeitigen Wissensstand entsprechen. Das entbindet den Benutzer aber nicht von der Verpflichtung, seine Diagnostik und Therapie in eigener Verantwortung zu bestimmen.

Geschützte Warennamen (Warenzeichen) werden nicht besonders kenntlich gemacht. Aus dem Fehlen eines solchen Hinweises kann also nicht geschlossen werden, daß es sich um einen freien Warennamen handele.

UNI-MED. Die beste Medizin.

In der Reihe UNI-MED SCIENCE werden aktuelle Forschungsergebnisse zur Diagnostik und Therapie wichtiger Erkrankungen "state of the art" dargestellt. Die Publikationen zeichnen sich durch höchste wissenschaftliche Kompetenz und anspruchsvolle Präsentation aus. Die Autoren sind Meinungsbildner auf ihren Fachgebieten.

Wir danken folgenden Mitgliedern unseres Ärztlichen Beirats für die engagierte Mitarbeit an diesem Buch: Dr. Eva-Maria Rehm und Holger Sebb.

Vorwort und Danksagung

Depressions- und Angsterkrankungen sind unbestritten die zentralen Symptome in der Psychiatrie. Die Bedeutung dieser Krankheiten geht aber weit über das Gebiet der Psychiatrie hinaus in alle medizinischen Disziplinen hinein, insbesondere da gezeigt werden konnte, dass Depressionen sowie die Mortalität wie auch die Morbidität bei komorbiden somatischen Erkrankungen wie Krebs, Diabetes und kardiovaskulären Erkrankungen erhöht sind. So ist es auch allen Schmerztherapeuten bestens bekannt, dass Schmerzsyndrome Depressionen auslösen oder verstärken können und umgekehrt, und dass das Vorliegen einer Depression große Einflüsse auf die Schmerzwahrnehmung hat. Im Weiteren konnte in der "Burden on Disease"-Studie der WHO gezeigt werden, dass die Depression, gemessen an den Parametern einer Verkürzung der Lebenszeit und Beeinträchtigung der Lebensqualität, die wichtigste Krankheit ist, die die menschliche Gesellschaft belastet. Aus diesen Gründen kann gefordert werden, dass ein Basiswissen über Epidemiologie, Symptomatik und Therapie von Depressions- und Angsterkrankungen allen therapeutisch tätigen Ärztinnen und Ärzten vermittelt werden sollte.

Aus der klinischen Erfahrung ist es bekannt, dass sich die Symptome bei Depression und Angst sehr stark überlappen, dass Angst und Depressionen häufig komorbide sind und dass es im Krankheitsverlauf mitunter schwierig ist, die Krankheiten zu unterscheiden. Neuere neurobiologische Untersuchungen haben nun zu einem gemeinsamen Stress-Vulnerabilitätsmodell für beide Erkrankungen geführt, bei dem eine genetische Prädisposition und Umwelteinflüsse in der Entwicklung zu einem Vulnerabilitätszustand führen können. Diese ist dadurch gekennzeichnet, dass bereits bei unterschwelligen Stressreizen große Mengen von Stresshormonen über eine längere Zeit ausgeschüttet werden. Diese Stresshormone wirken mit einer großen Wahrscheinlichkeit neurotoxisch und führen bei Angst und Depressionserkrankungen zu strukturellen Hirnveränderungen wie z.B. der Volumenabnahme des Hippocampus. Die Erkenntnis der überlappenden Psychopathologie und der neurobiologischen Grundlagen der Erkrankungen hat dazu geführt, dass man sich überlegt, in der neuen Ausgabe des amerikanischen Klassifikationssystems für psychiatrische Erkrankungen (DSM-V) die Krankheiten nicht mehr in separaten Kategorien zu klassifizieren, sondern in einer gemeinsamen. Dies könnte vor allem auch angesichts des Umstandes, dass sich die Therapie der beiden Krankheiten heute kaum mehr unterscheidet, von Bedeutung sein. Wie auch bei anderen Krankheiten zeigt sich heute die Sinnhaftigkeit der Therapie von Krankheitssymptomen im Gegensatz zu Krankheitsdiagnosen in einer rationalen und effizienten Psychotherapie und/oder Pharmakotherapie.

Ausgehend von diesen Überlegungen ist vom UNI-MED Verlag die Initiative für dieses Buch ausgegangen, in dem Angst- und Depressionskrankheiten zusammen besprochen werden und neue Ergebnisse zu neurobiologischen Grundlagen und Therapie besprochen werden. Insbesondere wurde auch darauf geachtet, im Gegensatz zu ähnlichen Abhandlungen, psychologische Denkansätze als Grundlage für psychotherapeutische Interventionsverfahren darzustellen. Damit wollten wir der in vielen Studien belegten Erkenntnis gerecht werde, dass eine integrative Therapie, die sowohl psychotherapeutische wie auch pharmakotherapeutische Ansätze miteinander vereint, deutlich bessere und nachhaltigere Therapieeffekte sowohl bei Angst- wie auch bei Depressionserkrankungen erzielt.

Die Autorin und der Autor bedanken sich bei den Mitarbeitern des UNI-MED Verlags für die menschlich sehr angenehme geduldige und fruchtbare Zusammenarbeit und insbesondere für viele nützliche thematische Anregungen, die hoffentlich dazu geführt haben, dass das Buch für weite medizinische und psychologische Fachkreise und vor allem für Patientinnen und Patienten, die von diesen schweren Krankheiten betroffen sind, nützlich ist.

Bad Honnef, im Juli 2007 *Prof. Dr. med. Thomas Schläpfer*

Autoren

Dipl.-Psych. Caroline Frick
Klinik und Poliklinik für Psychiatrie und Psychotherapie
Universitätsklinikum Bonn
Sigmund-Freud-Str. 25
53105 Bonn

Prof. Dr. Thomas Schläpfer
Klinik und Poliklinik für Psychiatrie und Psychotherapie
Universitätsklinikum Bonn
Sigmund-Freud-Str. 25
53105 Bonn

Inhaltsverzeichnis

Einführung und Überblick

1. Einführung und Überblick

1.1. Angst

1.1.1. Nützliche Angst

Als Erasmus von Rotterdam im 15. Jahrhundert vor der Pest floh, schrieb er an seinen Freund:

"Das völlige Fehlen der Angst in Situationen wie der meinen kann ich wirklich nicht als das Kennzeichen eines tapferen Mannes ansehen, sondern eher als das eines Tölpels."

Angst kann evolutionsgeschichtlich als wertvolle und überlebenswichtige Emotion verstanden werden. Indem Angst als Reaktion auf eine tatsächliche oder vorgestellte Bedrohung die Reaktionsfähigkeit beschleunigt, die Wachsamkeit schärft und den Organismus auf Flucht oder Kampf vorbereitet, ist sie für das Überleben absolut notwendig.

Aber nicht nur evolutionsgeschichtlich ist Angst wertvoll und fürs Überleben wichtig. So zeigt beispielsweise eine Untersuchung bei amerikanischen Soldaten, dass unerfahrene Truppen wenig Angst zeigten und die Sicherheitsmaßnahmen ignorierten. Nachdem sie Kampferfahrung gewonnen hatten, wurden sie wachsamer, zeigten mehr Angst und machten weniger leichtsinnige Fehler. Angst kann also in Problemsituationen nützlich, schützend und hilfreich ein.

1.1.2. Pathologische Angst

Behandlungsbedürftige, klinische Ängste unterscheiden sich im Empfinden nicht von normaler Furcht oder Spannung, sondern im Grad der Ausprägung. Die Angst verliert ihre Nützlichkeit und nimmt eine so ungewöhnliche Intensität an, dass sie die Lebensführung beeinträchtigt. Angststörungen sind mit einer Prävalenz von bis zu 16 % sehr häufig im klinischen Alltag. Verschiedene Studien zeigen, dass Angststörungen mit einer hohen Morbidität und mit funktionellen Einschränkungen einhergehen. Neuere Studien weisen darauf hin, dass chronische Angststörungen die Rate von Mortalität durch kardiovaskuläre Probleme ansteigen lässt. Dies unterstreicht die Notwendigkeit, Angststörungen in der klinischen Praxis zu erkennen und so früh wie möglich zu behandeln.

physiologisch
• biologisch angelegtes Reaktionsmuster • Wahrnehmung, Bewältigung, Vermeidung von Gefahr • Vorbereitung auf Flucht
pathologisch
• Phobien, Angst- und Panikstörungen • andere psychiatrische Erkrankungen • organische Erkrankungen

Tab. 1.1: Unterschied zwischen einer physiologischen und einer pathologischen Angstreaktion.

1.2. Depression

1.2.1. Depression im Alltag

Die Begriffe "depressiv sein" oder "Depression" werden oft umgangssprachlich gebraucht. Umgangssprachlich ist damit beispielsweise gemeint, einen schlechten Tag zu haben oder dass das Wetter schlecht ist. Der so häufige Gebrauch dieser Ausdrücke führt dazu, dass Stimmungen und Zustände als "Depression" bezeichnet werden, die damit im klinischen Sinne gar nichts zu tun haben. Nicht jede Niedergeschlagenheit ist eine Depression und sollte demzufolge auch nicht so bezeichnet werden.

1.2.2. Klinische Depression

Eine klinische Depression unterscheidet sich vom umgangssprachlichen "depressiv sein" durch die Intensität, die Qualität und die Ausprägung der Symptome. Der Leidensdruck ist enorm bei dieser Krankheit. Mindestens 20 % aller Frauen und 12 % aller Männer erkranken im Verlaufe ihres Lebens einmal an einer klinisch behandlungsbedürftigen Depression. Depression ist keine an sich tödliche Krankheit, sie endet aber oft tödlich, da die Suizidrate bei Depressiven massiv erhöht ist (15 %). Bei 70-80 % aller Suizide liegt eine depressive Erkrankung zugrunde. Die Weltgesundheitsorganisation (WHO) listete die Depression 1990 auf Platz vier der Krankheiten mit den negativsten Auswirkungen auf die Lebenserwartung (in Jahren) weltweit, und prospektiv für das Jahr 2020 auf Rang zwei.

Zusätzlich konnte in neueren Studien gezeigt werden, dass Einschränkungen durch eine Depression vergleichbar sind mit den Einschränkungen bei Krankheiten wie Bluthochdruck, Diabetes mellitus oder koronaren arteriellen Erkrankungen (Wells, 1999).

1.2.3. Kernsymptome der Depression

Kernsymptome der Depression sind Verlust von Freude, Interesse- und Antriebslosigkeit und Veränderung der Stimmung. Vegetative Symptome wie Appetitlosigkeit, Schlafstörungen, Konzentrations- und Entscheidungsschwierigkeiten gehören außerdem zum klinischen Bild der Depression. Mehrere Symptome müssen gleichzeitig auftreten und für mindestens zwei Wochen persistieren.

1.2.4. Prävalenz der Depression

Die Prävalenz von schweren Depressionen liegt je nach Studie zwischen 4 und 16 Prozent. Die *Epidemiologic Catchment Area* (ECA)-Studie hat gezeigt, dass Depressionen bei Personen unter 45 Jahren häufiger sind als bei über 45-Jährigen. Es finden sich Geschlechtsunterschiede: Bei Frauen liegt die Prävalenzrate unabhängig vom Lebensalter höher als bei Männern, die Unterschiede sind aber akzentuierter im jungen Erwachsenenalter und im mittleren Lebensalter. Jedoch ist das Risiko für eine weitere depressive Episode nach einer ersten Episode bei Frauen und Männern gleich. Das Risiko scheint nur für eine erste Episode erhöht.

1.3. Komorbidität

1.3.1. Definition von Komorbidität

Das gemeinsame Auftreten von Storungen bei einer Person wird als Komorbidität bezeichnet. Im medizinischen Kontext bedeutet Komorbidität, dass eine oder mehrere Erkrankungen zusätzlich zu einer Ersterkrankung auftreten. Die zusätzlichen Erkrankungen können sich gleichzeitig oder im Verlauf der Ersterkrankung einstellen, sind aber getrennte (distinkte) Krankheitseinheiten. Dieses medizinische Konzept der Komorbidität wurde enthusiastisch auf den Bereich der psychischen Erkrankungen übertragen, gleichzeitig wurde jedoch immer wieder auf grundlegende Probleme der Übertragbarkeit aufmerksam gemacht. Für psychische Erkrankungen ist das Konzept der Komorbidität einerseits hilfreich, andererseits problematisch. Hilfreich, weil psychische Erkrankungen häufig gemeinsam auftreten und viele Überlappungen aufweisen, d.h. sie lassen sich oft weniger eindeutig kategorial voneinander abgrenzen als körperliche Störungen. Problematisch dadurch, dass gerade durch die Tatsache, dass sich psychische Störungen überlappen und gemeinsam auftreten, die entscheidende Voraussetzung des ursprünglichen Komorbiditätskonzepts verletzt wird, welches verlangt, dass die Störungen voneinander abgrenzbare, getrennt auftretende Entitäten sein sollen. Das gemeinsame Auftreten verschiedener Störungen ist in der Psychopathologie außerordentlich weit verbreitet. Die meisten Untersuchungen zeigen, dass Komorbidität eher die Regel als die Ausnahme ist. Angst und Depression, chronischer Schmerz und Depression, aber auch Persönlichkeitsstörungen zusammen mit Achse I-Störungen sind häufig.

1.3.2. Komorbidität von Angst und Depression

Angst und Depression treten häufig gemeinsam auf. In der medizinischen Literatur bis Mitte des 19. Jahrhunderts finden sich nur vereinzelte Beschreibungen von Angststörungen, denn in der Tradition der Psychiatrie galt Angst als Symptom der Depression; Angststörungen wurden somatischen oder psychischen Krankheiten als sekundär zugeschrieben. So beschreibt beispielsweise das Corpus Hippocraticum das gemeinsame Auftreten von Furcht (phobos) und Verstimmung (dysthymia) in der Melancholie (Leibbrand, 1961). Auch Hamilton (Hamilton, 1982) beschreibt, dass Angstsymptome eine wesentliche Rolle bei einer depressiven Erkrankung spielen. Angst kann dabei kontinuierlich oder episodisch auftreten und begleitet sein von somatischen Symptomen (Herzrasen, Schwitzen, Mundtrockenheit und gastrointestinalen Beschwerden). Die Tradition, Angstsymptome anderen Störungen als sekundär zuzuschreiben, ist demzufolge lang und die Konzeption der Angststörung als eigene Krankheitsentität dementsprechend viel jünger als die der Melancholie oder der Depression. So wies Morel (Morel, 1866) darauf hin, dass psychologische und somatische Symptome von Angst durch eine Pathologie im autonomen Nervensystem verursacht sein könnten (Berrios, 1999). Er begründet diese Theorie damit, dass eine Klassifikation auf ätiologischen

Annahmen basieren sollte, die aus der theoretischen Pathologie bei bekannten physiologischen Systemen begründet ist (Morel, 1860). Kraepelin beschrieb und klassifizierte Aspekte der meisten zeitgenössischen Angststörungen in seinem sixth edition Textbuch (Kraepelin, 1899, pp.138-9). Er beschrieb Symptome der generalisierten Angststörung (übermäßige Befürchtung und Sorge), Zwänge (intrusive Angst vor Verschmutzung, Horten), die Verbindung zwischen angstauslösenden Gedanken und angstreduzierendem Verhalten, Phobien (Angst vor Insekten), Agoraphobie (Angst vor dem Alleinsein, vor Menschenmengen und davor, offene Plätze alleine zu überqueren), spezifische soziale Phobie (Unvermögen in Gegenwart anderer zu urinieren oder einen Brief zu schreiben, wenn man beobachtet wird) und generalisierte soziale Phobie (Vermeidung der meisten interpersonellen Interaktionen). Sigmund Freuds Aufsatz der "Angstneurose" (1895) begründete die Idee eigenständiger Angststörungen. Das psychoanalytische Konzept der Angstneurosen blieb über viele Jahre prägend. Erst Klein (Klein, 1964) und Marks et al. (Marks, 1974) entwickelten ein Verständnis dieser Störungen, das eher psychiatrisch und verhaltenstherapeutisch geprägt war. Basierend darauf wurden die Angststörungen weiter unterteilt in Agoraphobie, Panikstörung, soziale Phobie, generalisierte Angststörung und andere Phobien sowie Zwangsstörung und posttraumatische Belastungsstörung im weiteren Umfeld.

In den heute gültigen, modernen Diagnosesystemen DSM-IV (1994) und ICD-10 (1999) wird Angst nicht mehr als Symptom einer depressiven Störung aufgeführt, sondern komorbid diagnostiziert. Faktorenanalytische Verfahren bei Symptomclustern von depressiven Patienten zeigen jedoch, dass "Angst" oft bei depressiven Patienten auftritt (Maier, 1985).

A	1	Depressive Verstimmung (Niedergeschlagenheit oder Traurigkeit)
	2	Interesselosigkeit oder Freudlosigkeit
	3	Gewichtsverlust oder -zunahme, Störung des Appetits
	4	Schlafprobleme
	5	Psychomotorische Unruhe oder Verlangsamung
	6	Erschöpfung oder Energielosigkeit
	7	Gefühl der Wertlosigkeit oder Schuldgefühle
	8	Schwierigkeiten beim Denken oder Konzentrieren
	9	Wiederkehrende Gedanken an den Tod oder an Suizid
B		Die Symptome verursachen klinisch bedeutsames Leiden
C		Die Symptome sind keine direkte physiologische Folge einer Substanz oder eines allgemeinen medizinischen Krankheitsfaktors
D		Die Symptome sind keine reine Trauerreaktion

Tab. 1.2: Kriterien einer majoren depressiven Episode (DSM-IV). Mindestens fünf der A-Kriterien müssen erfüllt sein, wobei eines A1 oder A2 sein muss. Die Symptome müssen während mindestens zwei Wochen vorhanden sein.

1.4. Symptomatik

Obwohl Angst und Depression heute als Störungen unterschiedlicher Klassen verstanden werden, treten sie oft gemeinsam auf. Angst und Depression haben jeweils eigene Symptome, aber die Symptome überschneiden sich auch in vielen Bereichen (☞ Abb. 1.1). In der National Comorbidity Survey litten 58 % der Patienten mit majorer Depression an einer komorbiden Angststörung (Kessler, 1996), und 67 % der Patienten mit generalisierter Angststörung litten an einer komorbiden depressiven Störung (Judd, 1998). Und obwohl die Störungsbilder jeweils einzigartige Symptome haben, sind ihnen auch mehrere Symptome gemeinsam (1994) (Coplan, 1990; Keller, 1995; Clayton, 1991). Viele Patienten, die nicht die Kriterien für eine Depression oder eine Angststörung erfüllen, leiden an einem subsyndromalen Überschneiden von Angst- und Depressionssymptomen. Diese subsyndromalen Symptome gehen einher mit zusätzlichem Leiden und Beeinträchtigung. Um diese Patienten zu erkennen, wurde im Anhang zum DSM-IV eine Diagnose "Angst und Depression gemischt" publiziert (1994). Um diese Diagnose stellen zu können, dürfen die Kriterien für die Diagnose einer Depression oder Angststörung nicht erfüllt sein. Patienten müssen mindestens einen Monat an einer dysphorischen Stimmung leiden, die von mindestens vier der folgenden Symptome begleitet ist: Konzentrationsschwierigkeiten, Schlafschwierigkeiten, Müdigkeit oder Energielosigkeit, Reizbarkeit, sich Sorgen machen, Weinen müssen, Hypervigilanz, Antizipierung des Schlimmsten, Hoffnungslosigkeit, niedriges Selbstbewusstsein oder Wertlosigkeitsgefühle. Im ICD-10 heißt diese Diagnose "Angst und depressive Störung, gemischt" (1999). Diese Kategorie soll nur dann Verwendung finden, wenn Angst und Depression in leichter oder mittlerer Ausprägung gleichzeitig bestehen, aber die Kriterien für eine Diagnose bei keiner der beiden Störungen vergeben werden kann. Zumindest vorübergehend müssen auch hier vegetative Symptome auftreten.

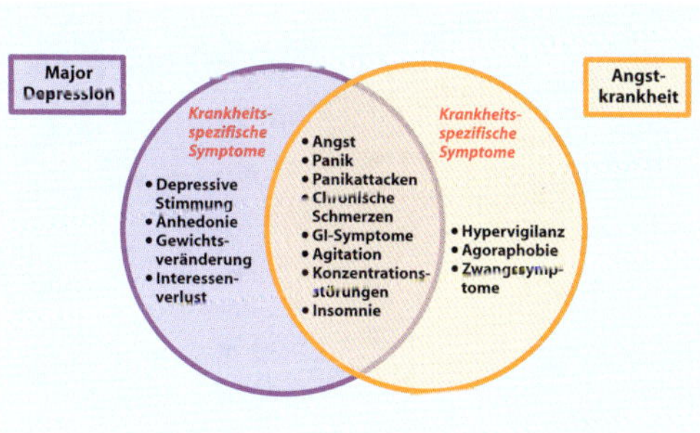

Abb. 1.1: Gemeinsame Symptome der majoren Depression und Angststörungen.

1.5. Krankheitsverlauf

Leiden Patienten mit einer Angststörung komorbid an einer Depression, ist der Krankheitsverlauf schwerer und chronischer, soziale und berufliche Beeinträchtigungen treten vermehrt auf, die Wahrscheinlichkeit für Alkohol- oder Drogenmissbrauch und das Risiko für einen Suizid erhöhen sich; Komorbidität führt zudem zu einem signifikant schlechteren Ansprechen auf die Behandlung (Kaufman, 2000). Umgekehrt sind depressive Patienten mit einer komorbiden Angststörung bei Krankheitsbeginn meist jünger, die depressiven Symptome sind schwerer, Suizidalität nimmt zu, die depressiven Episoden dauern länger, sie sind chronischer, psychosozial sind diese Patienten beeinträchtigter und sie sprechen schlechter auf medikamentöse Therapie an und erholen sich weniger oft von der Indexepisode als dies depressive Patienten ohne komorbide Angststörungen tun (Coryell, 1988; Joffe, 1993; Fawcett, 1990; Andrade, 1996).

1.6. Prädisposition

Leiden Patienten an Angst und Depression gleichzeitig, geht meist die Angststörung dem Beginn der majoren Depression voraus. Dies führte zu Untersuchungen von klinischen und demographischen Korrelaten der Komorbidität sowie Umwelt- und genetischen Faktoren (Kaufman, 2000; Kessler, 1996). Wittchen et al. (Wittchen, 2000) fanden in ihrer prospektiven 4-Jahres-Studie mit fast 3000 Adoleszenten und jungen Erwachsenen, die an einer Depression oder einer Angststörung litten, dass klinische Charakteristiken wie panikähnliche Attacken, anhaltende Vermeidung, schwere Beeinträchtigung und das Vorhandensein von mehr als zwei Angststörungen signifikante Prädiktoren für die Entwicklung einer Depression sind. Eine andere Studie zeigt, dass die Ausprägung der Agoraphobie, der komorbiden generalisierten Angststörung, des Selbstbewusstseins und vorhergehende majore depressive Episoden zusätzliche Risikofaktoren für eine sekundäre Depression sind (Ball, 1994). Prädiktive Faktoren für eine komorbide Angst und Depression sind weibliches Geschlecht, Schulschwierigkeiten, frühe Trennung von einem Elternteil, perinatale Risikofaktoren, elterliche psychische Erkrankung und schwierige finanzielle Situation und geringes Einkommen (Wittchen, 2000).

Komorbide Angst- und depressive Störung könnten zwei eigenständige Störungen sein oder aber unterschiedliche Manifestationen einer zugrunde liegenden neurobiologischen Vulnerabilität. Neben dem meist früheren Alter bei Beginn einer Angststörung könnte die Angststörung als Stressor verstanden werden, der eine zugrunde liegende neurobiologische Vulnerabilität für Depression triggert, vielleicht mittels serotonerger Dysregulation oder einer Induktion einer Hypothalamus-

Hypophysen-Adrenergen Achsen-Dysfunktion (Coplan, 1996).

Familiäre und genetische Prädisposition für Angststörungen und majore depressive Störungen wurden ebenfalls untersucht. In Studien wurden bei Patienten, die an einer komorbiden Störung litten, höhere Raten von majorer Depression und Angststörungen bei Angehörigen ersten Verwandtschaftsgrades gefunden. Bei Patienten mit einer majoren Depression waren die Raten von an Depression Erkrankten bei Verwandten ersten Grades erhöht, die Raten derer, die an einer Angststörung erkrankt waren, waren aber signifikant niedriger als bei Patienten mit komorbider Depression und Angst (Leckman, 1983; Leckman, 1985). Eine Studie zu generalisierten Angststörungen bei weiblichen Zwillingen kommt zu dem Ergebnis, dass es sowohl für Angststörungen sowie auch für majore Depression eine genetische Prädisposition gibt und dass je nach Umweltfaktoren eine oder beide Störungen entwickelt werden (Kendler, 1992). Bei der sozialen Phobie schloss Fyer (Fyer, 1993), dass genetische Faktoren ungefähr ein Drittel und Umweltfaktoren ungefähr zwei Drittel des Risikos zur Entwicklung einer sozialen Phobie beitragen, obwohl der relative Anteil dieser Faktoren für Angststörungen und depressive Störungen ein Feld aktiver Forschungsarbeit bleibt. In einer Studie mit Vergewaltigungsopfern, die eine PTSD ausgebildet hatten, wurde für deren Familienmitglieder eine erhöhte Inzidenz von majorer Depression gezeigt (Davidson, 1998).

Ätiologie von Angst und Depression

2. Ätiologie von Angst und Depression

Studien zufolge leiden 11-12 % der Bevölkerung (ECA) an einer psychischen Störung, Alkohol- und Drogenmissbrauch ausgenommen. Zirka 6-7 % der Bevölkerung leiden an reinen Angststörungen, zirka 3 % an einer reinen depressiven Störung und 2 % an einem gemischten Angst- und Depressionssyndrom.

2.1. Neue Erkenntnisse zur gemeinsamen Neurobiologie von affektiven Störungen

Angesichts der Tatsache, dass sich die Pathophysiologie von Angst und Depressionsstörungen stark überlappt (☞ Abb. 1.1), und der Tatsache, dass sich, wie weiter in diesem Buch ausgeführt, die therapeutischen Ansätze sowohl in psychotherapeutischer wie auch in pharmakotherapeutischer Hinsicht sehr ähnlich sind, stellt sich die Frage, ob sich diese Ähnlichkeit nicht auch in der zugrunde liegenden Neurobiologie widerspiegelt. In der Tat wurde in den letzten Jahren vor allem von Charles Nemeroff und Co-Autoren das in Abb. 2.1 skizzierte Modell von Angst- und Depressionskrankheiten entwickelt.

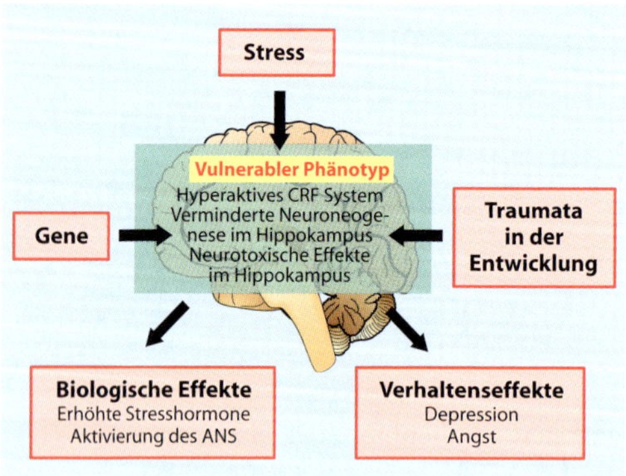

Abb. 2.1: Stress-Diathese-Modell.

In diesem Modell werden verschiedene neurobiologische und klinische Befunde sinnvoll und einleuchtend integriert. Dabei wird davon ausgegangen, dass Angst- und Depressionserkrankungen wie auch anderen psychiatrischen Krankheiten eine genetische Vulnerabilität zugrunde liegt, die im Zusammenhang mit einer dramatischen Kindheitsentwicklung oder einer anhaltenden psychosozialen Belastungssituation während der Kindheitsentwicklung zu einem vulnerablen Phänotyp führt, der dadurch gekennzeichnet ist, dass das Stressverarbeitungssystem nicht mehr normal funktioniert. Dabei führen chronische Stressereignisse zu einer andauernden Stimulation dieser Hypothalamus-Hypophysen-Nebennieren-Achse (HHN-Achse) mit einer übermäßigen und lange andauernden Ausschüttung von Glucocorticoiden ins Blut. Sowohl bei Patienten mit Depressionen als auch mit Angsterkrankungen lassen sich erhöhte Mengen von Metaboliten des Stresshormons Cortisol in Blut und Urin nachweisen.

Wie in Abb. 2.6 skizziert, folgt die Steuerung der Glucocorticoidsekretion durch neurosekretorische Neuronen aus dem Nucleus paraventricularis des Hypothalamus. Das sogenannte Corticotropin-Releasing-Hormon (CRH), das von diesen Neuronen gebildet wird, stimuliert zunächst die Bildung und Ausschüttung des Adrenocorticotropinhormons (ACTH) aus der Adenohypophyse. Dies wiederum führt über eine Aktivierung der Nebennierenrinde zu einer Ausschüttung von Gluco- und Mineralocorticoiden. Vor allem bei Depressionen wurde eine Dysregulation dieser HHN-Achse gezeigt, und zwar in dem Sinne, dass eine erhöhte basale Sekretion von ACTH und damit Cortison nachzuweisen ist und dass zusätzlich ein erhöhter Spiegel von Cortisol im Blut nicht zu einer Verminderung der ACTH-Sekretion und damit zu einer Dysbalance dieses Systems führt. Erst seit einigen Jahren ist bekannt, dass eine erhöhte und länger dauernde Ausschüttung von Glucocorticoiden in Antwort auf Stressreize gewisse Regionen des Hirns, insbesondere den zum limbischen System gehörenden Hippokampus, schädigen kann.

Die bei depressiven Patienten beschriebenen neuropsychologischen Veränderungen, vor allem bei kognitiven Verarbeitungsprozessen, können zumindest teilweise durch diese neurotoxische Wirkung auf den Hippokampus erklärt werden. In Abb. 2.2 ist eine wichtige Studie dargestellt, die an einer größeren Anzahl von Patienten das Volumen des Hippokampus in Relation zu der summierten Periodendauer von depressiven Erkrankungen darstellt.

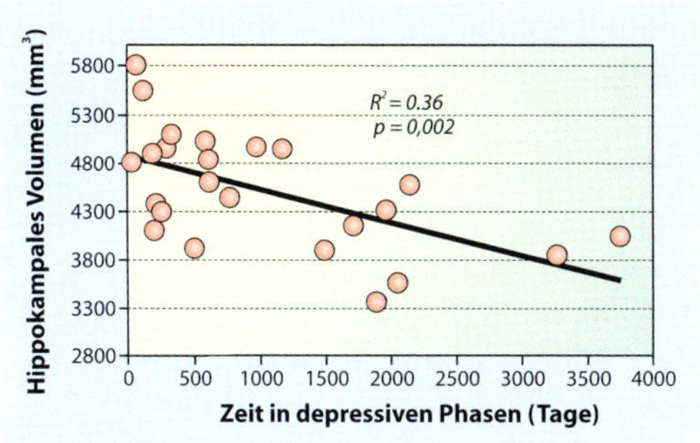

Abb. 2.2: Volumenabnahme im Hippokampus (mod. nach Sheline, 2003).

Es zeigt sich, dass das hippokampale Volumen negativ korreliert ist mit der Länge von in depressiven Phasen verbrachter Zeit, was ein indirekter Hinweis darauf ist, dass Depression per se, vermutlich über die Ausschüttung von Cortison, auch beim Menschen eine neurotoxische Wirkung auf diese Hirnregion hat. Diese mit der Magnetresonanztomographie erhaltenen Ergebnisse sind mittlerweile in einer größeren Anzahl von Studien, die alle zu ähnlichen Ergebnissen kamen, gut belegt. Im Weiteren zeigen einige große epidemiologische Studien aus Skandinavien, dass das Auftreten von Depressionen das Risiko, im späteren Lebensalter an einer demenziellen Erkrankung zu erkranken, deutlich erhöht, ein weiterer indirekter Hinweis auf die neurotoxischen Auswirkungen von Depressions- und Angsterkrankungen ist.

Von sehr großer Bedeutung ist nun die wiederum sehr neue Erkenntnis, dass alle antidepressiven Behandlungsmethoden zumindest im Tiermodell die Neubildungsrate von Nervenzellen signifikant anheben. Die Abb. 2.3 zeigt diese am Tiermodell erhobenen Daten.

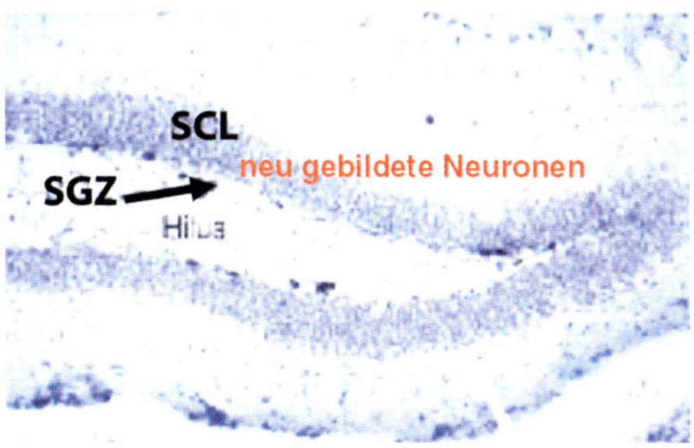

a

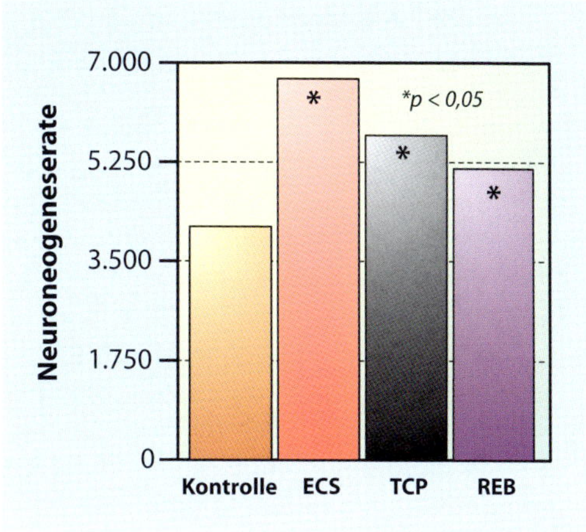

b

Abb. 2.3a+b: Behandlungseffekte auf die Neuroneogenese im Hippokampus der Ratte (mod. nach Malberg, 2000). GCL = granule cell layer; SGZ = subgranular layer; ECS = elektrokonvulsiver Krampf; TCP = Tranylcypromin; REB = Reboxetin.

Mit geeigneten Färbemethoden ist es möglich, kürzlich neu gebildete Neuronen selektiv einzufärben und deren Anzahl quantitativ festzuhalten. Die hier zitierte Arbeit von Malberg et al. zeigt, dass sowohl elektrokonvulsive Krampftherapie, die Anwendung des MAO-Inhibitors Tranylcypromin sowie das Antidepressivum Reboxetin die Zellneubildungsrate signifikant erhöhen. Seit der Publikation dieser Arbeit wurde klar nachgewiesen, dass alle klinisch eingesetzten Antidepressiva die Neuroneogeneserate signifikant erhöhen. Man kann nun die Hypothese aufstellen, dass die antidepressive Wirkung verschiedenster Interventionen über diesen Reparationsprozess vermittelt wird, also dass diese neu gebildeten Zellen die vorher bei der Depression zugrunde gegangenen ersetzen. Besonders bemerkenswert ist, dass in diesem Tiermodell die Elektrokrampftheorie zur stärksten Anhebung der Neuroneogeneserate führt. Im Rahmen dieser attraktiven Hypothese ist allerdings festzuhalten, dass es bis heute nicht klar ist, ob sich diese neu gebildeten Neuronen sinnvoll in gestörte neuronale Netzwerke integrieren und ob dieser Vorgang auch beim Menschen in einem signifikanten Ausmaß zum Tragen kommt.

Für die tägliche klinische Praxis und insbesondere die Psychoedukation von Patienten sind diese Erkenntnisse aber von größter Bedeutung. Sie können wie folgt zusammengefasst werden:

- Depression ist ein neurotoxisches Geschehen, welches zu strukturellen Hirnveränderungen führt. Deshalb ist es von besonderer Wichtigkeit, mit einer Therapie früh zu beginnen und diese auch nachhaltig durchzuführen. Die genannten neurobiologischen Erkenntnisse können verwendet werden, um Patienten diese Notwendigkeit zu vermitteln und damit ihre Compliance zu verbessern.
- Sowohl Elektrokrampftherapie als auch die Anwendung aller bisher untersuchten Antidepressiva führen im Tiermodell zu einer Zunahme der Neurogeneserate, ein Geschehen, das mit einer gewissen Wahrscheinlichkeit einen Reparationsprozess des Hirns darstellt. Obwohl dies am Tiermodell aus nahe liegenden Gründen nicht nachzuweisen ist, dürften auch psychotherapeutische Maßnahmen diese Neuroneogeneserate positiv beeinflussen. Auch diese Erkenntnis kann, wenn sie Patienten in geeigneter Art und Weise vermittelt wird, die Compliance deutlich verbessern.

2.2. Neurobiologische Grundlagen von Angststörungen

Das Verständnis der Pathologie der Angststörungen ist heute ein integriert neurobiologisches, in welchem die unterschiedlichen Ansätze aus der psychiatrischen Nosologie, der pharmakologischen Dissektion und den kognitiven Neurowissenschaften zusammenlaufen.

2.2.1. Biochemische Aspekte: Amygdala, Corticotropin-Releasing-Hormon und Monoamine

Die Amygdala, eine Struktur im Temporallappen, ist anatomisch hervorragend gelegen, um Furchtverhalten und -antwort zu koordinieren. Sie verfügt über efferente Projektionen zu den für Furcht und Angst wichtigen kortikalen und subkortikalen Strukturen. Die wichtigsten efferenten Projektionen sind

- zum primären und assoziativen sensorischen Kortex
- zum präfrontalen Kortex
- zum Hippocampus und olfaktorischen Kortex
- zum ventralen Striatum, inklusive dem Nucleus accumbens
- zum Kern der Stria terminalis, einer wichtigen corticotropin-freisetzenden Bahn, die mit kontextueller Konditionierung zusammenhängt
- zum Hypothalamus
- zum Thalamus

Weitere wichtige Projektionen führen zu Hirnstammstrukturen, nämlich zum dorsalen motorischen Kern des Vagus (wichtig für die kardiovaskuläre Kontrolle), zum parabrachialen Kern (involviert in die respiratorische Regulation), zum Locus coeruleus und zu den dopaminergen Kernen A8, A9 und A10 der ventralen tegmentalen Area (wichtig für die Konditionierung von Belohnung). Anatomisch scheint die Amygdala die zentrale Struktur für die Koordination von kognitiven, affektiven, neuroendokrinologischen, kardiovaskulären, respiratorischen und bewegungsbezogenen Komponenten von Angstantworten zu sein.

Die Amygdala ist zudem durch die afferenten Projektionen aus den für Angst relevanten Hirnsystemen ein Schlüsselbereich für die Verarbeitung und die Interpretation von Angststimuli. Viele der afferenten Projektionen sind reziprok den oben genannten Strukturen

- vom sensorischen und Assoziationskortex
- vom Thalamus
- vom Hypothalamus
- von monoaminergen Kernen (Locus coeruleus, dopaminerge Kerne, dorsaler Raphekern)
- vom parabrachialen Kern, der zurück zum zentralen Kern projiziert

Interozeptive Afferenzen projizieren von viszeralen Strukturen. Aus diesen Gründen wird die Amygdala als zentrale Schaltstelle für Stressreaktionen, Furcht und Angst angenommen.

Der exzitatorische glutamaterge thalamische und kortikale sensorische Input wird seriell und parallel in intraamygdaloide Kerne weitergegeben. Eine solche Spur erlaubt die Modulation einer Stimulusrepräsentation durch verschiedene funktionale Systeme, wie beispielsweise Veränderung von Erinnerungen durch vergangene Erfahrungen und Informationen über hormonelles und homöostatisches Milieu des Organismus über die kaudalen Projektionen zu monoaminergen Loci wie z.B. noradrenerge Neuronen des Locus coeruleus, dopaminerge Neuronen der ventralen tegmentalen Area und serotonerge Neuronen der Raphekerne.

Alles in allem verfügt die Amygdala über die richtigen Verbindungen für eine simultane Elaboration von individuellen Korrelaten einer Angststörung:

- kognitive Fehleinschätzung und Furcht (kortikale Area)
- Flucht- oder Erstarrverhalten (periaquäduktales Grau)
- Hyperventilation (parabrachialer Kern)
- Sympathikus-Aktivierung (lateraler Hypothalamus)
- endokrine Aktivierung (paraventrikulärer Nukleus des Hypothalamus)
- gastrointestinale Veränderungen (dorsaler motorischer Kern des Vagus)
- Überraschung (Nucleus caudalis pontis)
- motorische Aktivierung (Striatum)

Weitere Evidenz für die Rolle der Amygdala bei Angst kommt aus Läsionsstudien. So führen Läsionen der Amygdala sowohl zu einer Abschwächung von Angstverhalten und emotionaler Ansprechbarkeit als auch zu einer Blockade autonomer und neuroendokrinologischer Reaktionen auf gelernten Stress. Direkte elektrische Stimulation der Amygdala in Tiermodellen führt zu angstähnlichem Verhalten und zu autonomem Arousal. Aus stereotaktisch durchgeführter, elektrischer Stimulation der Amygdala bei wachen Menschen wird berichtet, dass Angstsymptome, Depersonalisation, viszerale Sensationen in der Schulter und in der epigastrischen Region und Veränderungen von autonomen Funktionen herbeigeführt werden.

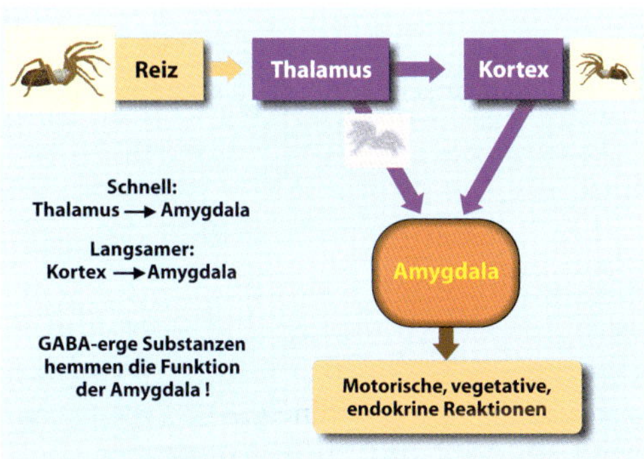

Abb. 2.4: Verarbeitung eines angstauslösenden Reizes und Reaktion.

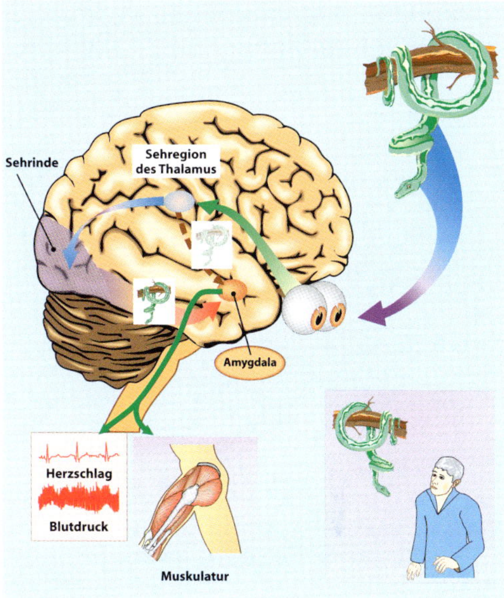

Abb. 2.5: Verarbeitung eines angstauslösenden Reizes und psychische/physische Reaktion darauf.

Eine wichtige Rolle spielt auch ein großes extrahypothalamisches Netzwerk, das des Corticotropin-Releasing-Hormon (CRH)-sekretierenden Neurons, welches in zentralen Amygdalakernen entspringt. Die Neuronen projizieren zu neuroendokrinen Regionen und solchen mit autonomen Funktionen, zu monoaminergen Kernen, und zurück ins Vorderhirn und in Regionen, die spezifische Komponenten einer Reaktion auf eine Gefahr modifizieren oder auslösen (wie das periaquäduktale Grau). Intrazerebroventrikuläre Injektionen von CRH produzieren bei Tieren physiologische Veränderungen, die mit denen einer Amygdala-Stimulation vergleichbar sind, und Verhaltensänderungen wie Insomnie, Libidoverlust, Hyperaktivität und reduzierte Explorationsaktivierung erinnern an Symptome einer menschlichen Angststörung bzw. einer affektiven Störung. Transgene Mäuse mit angereicherter CRH-Ausschüttung werden als konstitutiver persistierender Phänotyp einer Emotionalität mit vorherrschend angstähnlichem Verhalten beschrieben. Es wird angenommen, dass CRH sowohl kognitiv als auch psychisch die Entstehung der Symptome von Angst und Panik durch die Erhöhung der bidirektionalen Kommunikation durch einen aktivierten zentralen Kern der Amygdala erleichtert. Es wird also angenommen, dass das Angstsystem durch amygdaloide Kerne koordiniert wird, die CRH als ein effektives Neuropeptid verwenden.

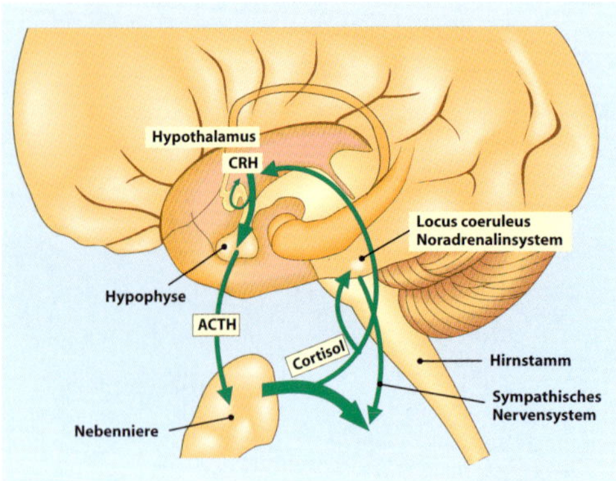

Abb. 2.6: Schematische Darstellung der neurobiologischen Grundlage des Stressverarbeitungssystems, dessen Dysfunktion bei Angst- und Depressionskrankheiten eine Rolle spielt.

Ein wichtiges Modell bei Angst und Panik hebt die Serotonin-Bahn hervor, die im dorsalen Raphekern startet und durch das mediale Vorderhirn-Bündel die Amygdala und den frontalen Kortex innerviert. Diese Bahn involviert wahrscheinlich postsynaptisches Serotonin und 5-HT3-Rezeptoraktivierung. Es wird angenommen, dass Verhalten aus gelernter, konditionierter oder antizipierter Angst resultiert und Flucht- oder Vermeidungsverhalten als Reaktion zu distaler Gefahr erleichtert. Eine solche Bahn scheint deswegen auch von Bedeutung im Modell der generalisierten Angststörung. Eine separate Bahn, die im dorsalen Raphekern entspringt, würde eine Innervation der periventrikulären und der periaquäduktalen grauen Regionen involvieren, so dass Serotonin-Neuronen die angeborenen Kampf- oder Fluchtreaktionen, als Reaktion auf sich nähernde Gefahr, akute Schmerzen oder Asphyxie, hemmen. Diese Bahn wäre relevant für Panikattacken und wird am wahrscheinlichsten durch 5-HTs2/2C und 5-HT1A postsynaptische Rezeptoren verändert. Eine weitere Annahme ist die, dass mit chronischem Stress die Serotonin-Bahnen, die den medianen Raphekern mit dem Hippocampus verbinden und die wahrscheinlich durch postsynaptisches 5-HT1A verändert werden, solchem Stress Widerstand entgegenbringen, indem sie die aversiven Erlebnisse vom Prozess des zugrundeliegenden appetitiven und sozialen Verhaltens trennen. Hier könnte die Verbindung zwischen Vermeidung und Benommenheit liegen, wie sie bei posttraumatischen Belastungsstörungen gesehen wird.

Den noradrenergen und dopaminergen Systemen des Locus coeruleus wird der Anstieg autonomen Arousals und Vigilanz als Reaktion auf eine Gefahr zugesprochen. Präfrontale dopaminerge Ausschüttung ist mit einem sofortigen aversiven Widerstand verbunden. Der BED-Kern der Stria terminalis, von welchem dichte noradrenerge Innervationen bekannt sind, wird für konditionierte Angst im Zusammenhang mit kontextuellen Cues und hemmender Vermeidung angenommen. Noradrenerge Neuronen des Locus coeruleus scheinen exzitatorisch auf serotonerge Neuronen des dorsalen Raphekerns zu wirken, während 5-HT Neuronen des dorsalen Raphekerns die Feuerrate des Locus coeruleus hemmen. Der Locus coeruleus könnte das periaquäduktale Grau ebenfalls via indirekter Bahn durch die Amygdala stimulieren. Und wieder ist es die Amygdala, die das komplexe Zusammenspiel aus Coping-Verhalten und adaptiven Reaktionen auf zukünftige Stressoren abstimmt. Überstimulation von solchen adaptiven Mechanismen durch wiederholten oder chronischen Stress wie auch ein Defizit in der Funktion eines der Komponenten dieser Systeme könnten theoretisch zu einer pathologischen Reaktion führen, wie sie bei Angststörungen beobachtet werden.

2.2.2. Psychologische Theorien

Psychoanalytische Modelle der Angst

Freud ging davon aus, dass sich vielfältige Phänomene durch ein einheitliches ätiologisches Konstrukt erklären lassen. In seinem klassischen Aufsatz von 1894 (Freud, 1957) entwickelte er den Begriff der "Psychoneurose", der für mehrere Dekaden erhalten blieb. In seinen frühen psychoanalytischen Formulierungen waren Angstkonzepte zentral, später waren die Formen verschieden, je nach Entwicklungsstand seiner Modelle.

In seiner frühesten Theorie waren schwere Angstzustände und Panik die Konsequenz auf nicht erfüllte, biologische Sexualtriebe. Hysterie (beinhaltete Konversion, Angst und phobische Symptome) wurde als Abwehr gegen die Bewusstwerdung von traumatischen sexuellen Erinnerungen gesehen. In seinen späteren Theorien wurde Angst als Signal unterdrückter, unbewusster sexueller und aggressiver kindlicher Impulse gesehen, deren bedrohliches Auftreten den kindlichen Terror im Erwachsenen wieder erwachen lässt. Infantile Gefahr leitete sich ab von der Angst, die zentral war in der jeweiligen Entwicklungsphase, wie beispielsweise Verlust des notwendigen Verantwortlichen, Kastration oder Bestrafung (Glick, 1995). Die Entdeckung innerer oder äußerer Bedrohungen setzt Ängste frei, welche entweder zu einer effektiven Reaktion (normale Angst) führen können oder aber zu einer repressiven Reaktion.

Freuds Anhänger entwickelten später alternative theoretische Perspektiven. In diesem pluralistischen Umfeld wurden der Bedeutung von Angst verschiedene Interpretationen zugeschrieben. Angst kann eine reale oder fantasierte Bedrohung der Sicherheit und Integrität des Selbst, der eigenen Weltanschauung oder wichtiger interpersoneller Beziehungen darstellen (Glick, 1995). Zudem wird versucht, die Unterscheidung zwischen normaler menschlicher Angst und pathologischer Angst aufgrund von biologischen Dysregulationen zu begründen. Die intrapsychischen Probleme von Patienten wie gestörte Objektbeziehungen, interpersonelle Konflikte sowie eine verzerrte Sicht von sich selbst und anderen sind kaum durch eine reine pharmakologische Beeinflussung der biologischen Störung zu beeinflussen (Cooper,1985).

Laborstudien zur Physiologie des Stress

Im frühen 19. Jahrhundert studierten Physiologen die Beziehung zwischen Furcht und Angstzuständen und somatischen Funktionen. Dies bedeutete eine Renaissance interaktionistischer Ideen, welche mit der deduktiv-rationalistischen Philosophie von Descartes und Hobbes zusammenhängt. Descartes (1596-1650) schlug ein mechanistisches Modell des Körpers vor - trotz der von ihm gemachten absoluten, theoretischen Trennung von Geist und Körper - welches direkt die Physiologie und das Bewusstsein verbindet. Hobbes (1588-1679) betonte die Rolle der externalen Stimuli und Körpersensationen beim Bilden des Bewusstseinsinhalts. Im 18. Jahrhundert hatte James Mill eine interaktive Beziehung zwischen Emotionen und physiologischen Zuständen vorgeschlagen, in welcher Sensationen im Körper (wie beispielsweise gastrointestinale Kontraktionen) einerseits Angst auslösen, aber auch durch Angst bedingt sein könnten (Moehle & Levitt, 1991).

Ein mehr unidirektionales Modell wurde im 19. Jahrhundert sehr bekannt, die so genannte James-Lange-Theorie der Emotionen. William James und Carl Lange schlugen unabhängig voneinander vor, dass Emotionen aus dem bewussten Wahrnehmen von somatischen Vorgängen resultieren, im Gegensatz zu unabhängigen, bedeutungsvollen Reaktionen auf die Umgebung. Die Implikation aus dieser Theorie war, Angst als angeboren statt erlernt zu sehen und als das Resultat von unbewussten, reflexartigen physiologischen Prozessen. Diese Theorie wurde später von Cannon (1871-1945) in einer Serie von empirischen Tests zur James-Lange-Hypothese widerlegt und durch Cannon's neuen Schwerpunkt auf den Thalamus als Ursprung von Emotion und physiologischen Begleiterscheinungen ersetzt (Moehle & Levitt, 1991). Cannon studierte die physiologischen Veränderungen unter Stress bei Tieren, er erarbeitete die "Notfalltheorie", welche die Emotionen Wut und Angst erklärt. Im Jahre 1929 schlug er ein umfassendes Modell mit mehreren Komponenten vor: 1. Epinephrin (Adrenalin) wird freigesetzt als adaptive Komponente einer Stressreaktion, ebenfalls wird Glukose freigesetzt, was das gastrointestinale System verlangsamt, Energie und muskuläre Anspannung erhöht, die Schnelligkeit der Koagulation, Orientierung und Vigilanz erhöht; 2. die Emotionen Angst und Wut sind eng mit diesen physiologischen Veränderungen verbunden; 3. diese Reaktionen sind als Vorbereitung auf Flucht oder Angriff zu verstehen (Cannon, 1929). Darwins Schwerpunkt auf evolutionären Erklärungen, die in Mechanismen wurzeln, welche die Adaptation und das Überleben sicherstellen, erscheinen als wichtig in Cannon's Theorie. Die Idee, dass funktionale Signifikanz von physiologischen Prozessen aus in evolutionären Termen gesehen werden können, wird als Cannon's größter Beitrag gesehen. Weiter trug er Beweise aus experimentellen, klinischen und pharmakologischen Beobachtungen zusammen, die aufzeigen sollten, dass der Thalamus die primäre Quelle von beidem - Emotionen und viszeralen Antworten - ist. In seinem Modell wandern Impulse, sobald ein Stimulus registriert ist, entweder zum Kortex, der interpretiert und das Signal weiterverschaltet, oder direkt zum Thalamus. Der Netzeffekt ist die Freisetzung thalamischer Aktivität entlang von Spuren, die Muskeln und Viszera wie auch den Kortex innervieren. Diese führt zu der gespürten Emotion (Cannon, 1929, p.369).

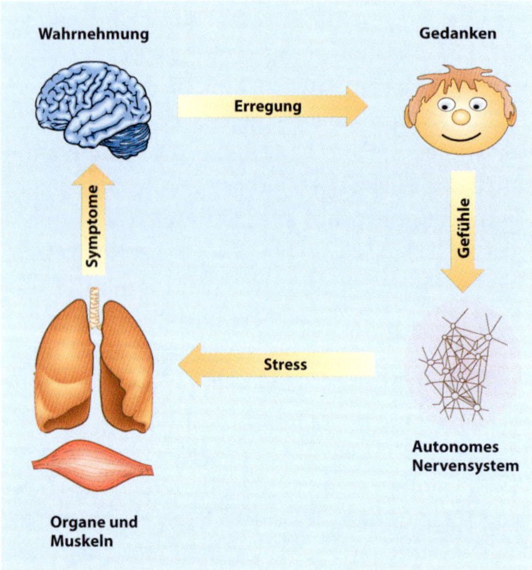

Abb. 2.7: Der Angstkreis.

Lerntheorien

Pawlow war überzeugt davon, dass Konditionierung eine physiologische Erklärung für die Entstehung von psychiatrischen Symptomen geben kann. Beispielsweise sah er Parallelitäten zwischen der "Stereotypie, Iteration und Perseveration" seiner konditionierten Tiere und kompulsiver Neurose (Pitman, 1994, p. 8). Zusätzlich zu den Konditionierungsmechanismen propagierte Pawlow eine Interaktion zwischen vererbtem Temperament und Lernen, dies basierend auf der breiten "Range" der Reaktionen, die er in einer Tierspezies beobachtete, obwohl er alle Tiere den gleichen Stressoren aussetzte. Viele Autoren haben seit Pawlow das Konditionierungsmodell elaboriert, um sowohl normale wie auch pathologische Angstzustände zu erklären, aber auch um Therapien zu entwickeln. John B. Watson (1879-1952) ging davon aus, dass Angst und Furcht zu großen Teilen als konditionierte Reaktionen zu verstehen sind, er verneinte jedoch Pawlows frühere Idee der konstitutionalen Faktoren.

Um 1950 wurden gemeinsame Merkmale zwischen klinischen Angstsymptomen und experimentell induzierten "Neurosen" in chronisch gestressten Tieren akzeptiert, inklusive 1. der Induktion von Angstzuständen durch Umgebungserfahrungen, 2. der Hartnäckigkeit dieser Reaktionen in variablen Belohnungskonditionen, 3. der globalen Reaktion eines Organismus auf chronischen unabwendbaren Stress (Liddell, 1952).

Experimentell induzierte Symptome bei Menschen

Während des zweiten Weltkriegs unterstützte die US Regierung ein Forschungsprogramm - das Minnesota Experiment - in welchem 36 männliche freiwillige Kriegsdienstverweigerer kontrolliert über mehrere Monate hungerten; dieser Phase folgte eine kontrollierte Ernährungs-Rehabilitation. Während der Phase des Hungerns traten signifikante Verhaltens- und psychologische Symptome auf, inklusive Depression, Irritabilität, Apathie und unberechenbares Verhalten. Am wichtigsten jedoch war der Befund, dass die MMPI Scores der "Neurotischen Triade", bestehend aus Hysterie, Depression und Hypochondrie, anstiegen. Die Scores und die psychiatrischen Symptome normalisierten sich, nachdem die Balance in der Ernährung wieder hergestellt war (Keys, 1952). Dieser Befund wurde als Beweis für den Einfluss der Physiologie beim Entstehen von psychologischen Symptomen interpretiert, obwohl es retrospektiv betrachtet auch Umgebungsfaktoren gewesen sein könnten, die die Entstehung mitverursachten.

Integration von Laborbefunden und klinischen Modellen

Labormodelle der Angst hatten einen minimalen Einfluss auf klinisches Denken bis zu Mowrers klassischer Arbeit (1939), in welcher erstmals versucht wurde, die Befunde der experimentellen Psychologie in das vorherrschend Freudianische klinische Modell der Angst zu integrieren (Moehle & Levitt, 1991). Mowrer's wichtigster Beitrag war die Anwendung der Lerntheorie zur Erklärung von Entstehung und Aufrechterhaltung von Angst und Vermeidungsverhalten. Er schlug vor, dass Angst nicht angeboren, sondern erlernt sei und als Motivator funktioniere, der funktionale und dysfunktionale Gewohnheiten verstärken würde. Dieses Konzept ist heute breit akzeptiert. Eysenck (1955) gliederte konstitutionale Faktoren in das Lern-Theorie-Modell der Angst ein. Seine Sicht war, dass die intrinsische Labilität und Reaktivität des autonomen Nervensystems die Range und die Intensität der Angstreaktion determinieren, welche im Gegenzug die Grundlage des Konditionierens bilden. Ebenfalls während dieser Periode erneuerten effektive pharmakologische Behandlungen das klinische Interesse des Zusammenhangs der Pathophysiologie.

Die Entdeckung wirkungsvoller Pharmakotherapien

Der vielleicht wichtigste Faktor, der den nosologischen Prozess in der modernen Psychiatrie antrieb, war die glückliche Entdeckung effektiver Medikamente gegen schwere psychische Erkrankungen wie Lithium bei manisch-depressiven Erkrankungen (1949), gefolgt von Chlorpromazin bei Schizophrenie (1952) und später Imipramin gegen Depression und Benzodiazepine gegen Angst (Chlordiazepoxide 1960). Die spezifischen Wirksamkeitsmuster der Medikamente validierten Kraepelins nosologischen Ansatz und gestatteten die Bildung der ersten mächtigen biologisch basierten Methode zur Verfeinerung der Nosologie - pharmakologische Trennung (Klein, 1987). Emotionale Konflikte wurden in den 1950ern als ätiologisch nicht nur bei Angststörungen, sondern bei allen psychischen Störungen angenommen. Dies korrespondierte mit dem vorherrschenden nosologischen Nihilismus und der relativen Ablehnung deskriptiver Diagnosen. Es überrascht daher nicht, dass viele Studien schlechte diagnostische Übereinstimmung zwischen Klinikern aufgrund von Inkonsistenzen im Kategorisieren von beobachteten Phänomenen aufwiesen. Hospitalisierte Patienten in den USA mit schweren Angststörungen und Agoraphobie wurden oftmals als schizophren diagnostiziert, und klinische Formulierungen legten den Schwerpunkt auf hervorstechende Persönlichkeitsmerkmale und unbewusste Motive. Wenn erste klinische Trials mit den neuen Medikamenten durchgeführt wurden, sprachen Patienten mit psychotischen Symptomen auf Chlorpromazine an, während Patienten mit Agoraphobie nicht ansprachen. Patienten mit Agoraphobie sprachen auf Imipramin an, vor allem aufgrund der Verminderung von spontanen und situationsgebundenen Panikattacken (Klein, 1962; Klein, 1964). Die neuen Medikamente ließen also eine Trennung von distinkten klinischen Syndromen innerhalb einer heterogenen Population zu. Die Entdeckung der Effektivität von Imipramin bei spontanen Panikattacken, verschieden von generalisierter und vorausblickender Angst, war ebenfalls ein wichtiger Beweis, dass heterogene Mechanismen für klinische Angst existieren könnten, die auch eine syndromale Taxonomie von psychischen Störungen unterstützen (Klein, 1989). Die Entdeckung der Benzodiazepine führte ebenfalls zu methodologischen Prozessen in der neurobiologischen Forschung, indem die Entwicklung von Tiermodellen der Angst stimuliert wurde.

2.3. Depression

Lange Zeit wurde angenommen, Depressionen seien ausschließlich mit einem neurochemischen Ungleichgewicht verbunden und würden sich nicht in strukturellen Veränderungen manifestieren (Rajkowska, 2003). Die 1965 von Schildkraut formulierte Monoamin-Hypothese der Depression war für über 30 Jahre die führende Theorie zur Biologie der Depression. Die Hypothese besagt, dass es eine zugrunde liegende biologische Ursache für die Depression gibt, nämlich einen Mangel an Noradrenalin und Serotonin. Die Wirksamkeit noradrenerg oder serotonerg wirkender antidepressiver Substanzen wurde immer wieder als Beleg für eine wesentliche Rolle der Katecholamine bei depressiven Störungen angesehen. Es gibt bis heute kein ätiopathogenetisch vollends geklärtes neurochemisches Depressionsmodell, jedoch konnten viele Befunde hinsichtlich einer gestörten noradrenergen bzw. serotonergen Neurotransmission repliziert werden. Bei depressiven Patienten gibt es Befunde zu erniedrigten wie auch erhöhten Plasmakonzentrationen des Hauptmetaboliten der noradrenergen Neurotransmission (MHPG) (Yoshimura et al., 2004). Auch die Verminderung in der Plasmakonzentration des Hauptmetaboliten der serotonergen Neurotransmission (5-HIES) wurde nicht durchgängig gefunden. Jedoch lässt sich eine erniedrigte 5-HIES Konzentration im Liquor depressiver Patienten zeigen. Befunde zur verminderten Expression oder Hyposensitivität von Dopaminrezeptoren sind inkonsistent. Heute geht man nicht mehr von einer isolierten Neurotransmitterstörung aus, sondern vielmehr von einem Ungleichgewicht von verschiedenen Neurotransmittern, ein validiertes Depressionsmodell lässt sich jedoch nicht ableiten.

Bildgebung

Strukturelle bildgebende Verfahren wie Computertomographie (CT) und Magnetresonanztomographie (MRT) und funktionelle Verfahren wie Positronen-Emissions-Tomographie (PET) und Single-Photon-Emissions-Tomographie (SPECT) geben Einblick in die Anatomie und Pathophysiologie von affektiven Störungen. Affektive Störungen gehen häufig mit Ventrikelerweiterungen und erweiterten kortikalen Sulci einher. Dieser Befund findet sich schon bei jüngeren Patienten, ist aber umso ausgeprägter, je länger die Erkrankung andauert. Langzeitstudien zeigen einen Zusammenhang zwischen Ventrikel-Hirn-Ratio (VHR) und kognitiver Beeinträchtigung, der auch über den Zeitpunkt der klinischen Besserung hinaus bestehen bleibt, was auf eine strukturelle Veränderung hinweist. Aussagen zu verlässlichen klinischen Korrelaten der Ventrikelerweiterungen sind bislang aber nur schwer zu erfassen. Weiter finden sich vermehrte subkortikale Hyperintensitäten bei depressiven Patienten, die tendenziell frontal verteilt sind. Die genauen klinischen Korrelate dieses Befundes und kausale Mechanismen bleiben unklar. Ein weiterer Befund scheint eine frontal/präfrontale Volumenabnahme bei depressiven Patienten zu sein. Dieser Befund könnte in Verbindung mit schlechteren Leistungen in neuropsychologischen Tests stehen, jedoch ließen sich auch hier die Befunde nicht konsistent replizieren. Bei depressiven Patienten zeigt sich außerdem eine Abnahme des hippocampalen Volumens, diese Atrophie scheint mit der Dauer der Depression in Zusammenhang zu stehen.

Mittels funktioneller bildgebender Verfahren (PET, SPECT) konnten Abnormalitäten des zerebralen Blutflusses und des Metabolismus bei depressiven Patienten dargestellt werden. Diese zeigen sich in einer abnormen globalen Hirnaktivität, wobei diese häufiger verringert als erhöht ist. Dieser Befund ist deutlicher bei Patienten mit therapieresistenten, schweren Depressionen, bei höherem Alter und schwerer Ausprägung und mit deutlichem Gewichtsverlust. Eine verringerte dorsolateral-präfrontale Aktivität bei depressiven Patienten verglichen mit Kontrollen ist der eindeutigste Befund und korreliert mit der Schwere der Depression. Es lassen sich Hinweise finden auf eine Korrelation von dorsolateral-präfrontaler Dysfunktion und psychomotorischer Verlangsamung. Es wurden auch Hinweise auf eine verringerte Aktivität des temporalen Kortex und der Basalganglien gefunden, aber auch hier sind die Ergebnisse widersprüchlich. Weiter wurde eine erhöhte metabolische Aktivität der Amygdala und des vorderen Cingulums (ACC) gefunden.

Neuroendokrinologie

Störungen der Hypothalamus-Hypophysen-Nebennierenrinde (HPA)-Achse und der Schilddrüsen-Achse werden in einer Vielzahl neuroendokrinologischer Befunde dargelegt. Psychischer und physischer Stress führt zu einer Aktivierung der HPA-Achse, dabei nimmt das Corticotropin-Releasing-Hormon (CRH) eine zentrale Rolle bei der Modulation der Stressreaktion ein. Es kommt durch die Aktivierung periventrikulärer Neuronen zu einer vermehrten Freisetzung von CRH, welche eine vermehrte Ausschüttung des adrenocorticotropen Hormons (ACTH) zur Folge hat. Es kommt über ACTH zu einer Aktivierung der Nebennierenrinde und damit zur Ausschüttung von Glucocorticoiden, die einerseits metabolische Effekte wie Hyperglykämie und andererseits stressassoziierte Verhaltensänderungen (z.B. ängstliches Verhalten, Erregung) induzieren. Aber es scheint auch eine direkte zentralnervöse Wirkung von CRH auf Verhalten zu geben (De Souza, 1995; Koob, 1999). So führen im Tierversuch intrazerebroventrikuläre Injektionen von CRH zu stresstypischem Verhalten wie verstärkte akustische Startle-Reaktion und reduzierte soziale Interaktion (Dunn, 1987; Swerdlow, 1989). Bei depressiven Patienten wurden erhöhte CRH-Konzentrationen im Liquor sowie eine erhöhte Anzahl CRH-produzierender Zellen im Bereich periventrikulärer Neurone nachgewiesen (Radsheer et al., 1994). Bei 60 % der Patienten mit einer MDD findet sich eine Dysfunktion des HPA-Systems im Sinne eines Hypercortisolismus (Ströhle, 2003). Befunde hierfür sind eine erhöhte basale Sekretion (Pulsatilität) von ACTH und Cortisol sowie eine verminderte Suppression des HPA-Systems nach Gabe des synthetischen Glucocorticoids Dexamethason bei depressiven Patienten (Deutschle et al., 1997). Weitere Evidenz ergibt sich aus dem Nachweis einer CRH-Rezeptor Desensitivierung bei depressiven Patienten (Holsboer, 1999), die zudem vergrößerte Nebennieren aufweisen. Erstaunliche Befunde zeigt der so genannte Dexamethason-CRH-Test bei depressiven Patienten. Hier wird Patienten, die mit Dexamethason vorbehandelt wurden, zusätzlich CRH verabreicht. Bei Gesunden führt die Vorbehandlung mit Dexamethason zu einem verminderten Cortisolanstieg unter CRH-Gabe, da Dexamethason über ein negatives Feedback das HPA-System supprimiert. Depressive zeigen trotz der Vorbehandlung mit Dexamethason erhöhte Cortisol-Werte nach Gabe von CRH. Diese abnormalen Befunde sind durch Gabe von Antidepressiva reversibel, bilden sich aber nicht immer vollständig zurück. Bleiben sie trotz klinischer Remission bestehen, so besteht ein deutlich erhöhtes Risiko eines Rezidives, weshalb dieser Test als möglicher Trait-Marker angesehen werden kann (Holsboer, 1982).

Vasopressin, ein körpereigenes Nonapeptid, hängt eng mit dem HPA-System zusammen. Neben seiner flüssigkeits- und salzregulierenden Wirkung hat Vasopressin auch neuromodulierende Eigenschaften im ZNS. Über spezifische, G-Protein gekoppelte Rezeptoren (V1A und V1B) wirkt es auf neuronale Strukturen, die an der Regulation von Angst, Stimmung und sexuellem Verhalten beteiligt sind.

Einflussfaktoren

Bei Patienten mit depressiver Symptomatik und Angstsymptomen sollten verschiedene Faktoren evaluiert werden, um die Ätiologie von Angst und depressiven Symptomen zu verstehen. Dazu gehören die medizinischen Faktoren, welche zum klinischen Bild beitragen können. Dies sind vor allem psychotrope oder andere Medikamente, die Angstsymptome verursachen können, Entzug von Sedativa und Hypnotika, Gebrauch oder Missbrauch von Stimulantien. Erregung im Rahmen einer Hypomanie kann sich als Angst darstellen, es ist deshalb klinisch wichtig, ob der Patient an einer unipolaren oder bipolaren Depression leidet. Weiter kann die Bestimmung der Merkmale der Depression (z.B. melancholisch, atypisch, agitiert) wichtige klinische Implikationen haben. So sprechen beispielsweise atypische Depressionen, welche unter anderem charakterisiert sind durch Hypersomnie und Gewichtszunahme, besser auf Monoamino-Oxidase-Hemmer (MAO) und selektive Serotonin-Wiederaufnahme-Hemmer (SSRIs) an als auf trizyklische Antidepressiva (TCAs).

Einzelne Störungsbilder der Angst und Depression

3. Einzelne Störungsbilder der Angst und Depression

3.1. Panikstörung und Depression

Die Beschreibung der Panikstörung unterscheidet sich etwas von DSM-III (1980) zu DSM-IIIR (1987) und DSM-IV (1994), entspricht im DSM-IV aber der Beschreibung der Panikstörung im ICD-10. Damit die Diagnose gestellt werden kann, müssen wiederholt unerwartete Panikattacken aufgetreten sein, es müssen anhaltende Sorgen über weitere Attacken und/oder über die Folgen der Attacken bestehen. Zusätzlich werden angstauslösende Plätze oder Situationen gemieden, um dadurch Attacken und/oder befürchtete Folgen der Attacke zu vermeiden; oder es kommt zu Verhaltensänderungen dahingehend, dass die Notfallaufnahme oder der Arzt aufgesucht werden, um sich medizinisch behandeln zu lassen für eine nicht diagnostizierte medizinische Krankheit (1994).

Panikattacken sind plötzlich auftretende Anfälle von starker Angst, die begleitet sind von schweren physischen Symptomen. Nicht alle Panikattacken weisen auf eine Panikstörung hin, so können die für die Panikstörung typischen Symptome auch bei spezifischen Phobien ausgelöst werden, hier jedoch durch die Konfrontation mit den angstbesetzten Stimuli (z.B. Höhen, Schlangen, Spinnen), bei sozialen Phobien in Situationen, in denen Patienten geprüft werden könnten. Der Unterschied zur Panikstörung liegt darin, dass ein klarer Auslöser für die Angstgefühle benannt werden kann, bei der Panikstörung sind dieselben Gefühle oft grundlos, unerklärlich und passieren aus dem Nichts heraus. Panikattacken können auch im Rahmen einer posttraumatischen Belastungsstörung auftreten, die Attacken werden getriggert durch die Erinnerung an den traumatischen Inhalt. Der Zusammenhang zur posttraumatischen Belastungsstörung (*post-traumatic stress disorder*, PTSD) ist oftmals erst erkennbar, nachdem die traumatischen Ereignisse erkannt sind. Panikattacken können ebenfalls Symptom eines Hyperthyreoidismus, Koffein- und Stimulantiengebrauchs oder -missbrauchs (z.B. Amphetamine) sein und gelegentlich auch bei Erkrankungen wie Phäochromozytom oder partiell komplexen Anfällen auftreten.

Die Komorbidität von kardiovaskulären (z.B. paroxysmale Tachykardie), respiratorischen (z.B. Asthma) und otologischen (z.B. Menière Syndrom) Störungen steigt bei Panikstörung, aber diese Bedingungen sind eher selten eine Folge von Panikattacken. Damit eine Panikstörung diagnostiziert werden kann, müssen die Panikanfälle von mindestens vier der folgenden Symptome begleitet sein: Dyspnoe, Palpitationen, Schulterschmerzen, Erstickungsgefühl, Schwindel, Derealisation, Parästhesien, Hitzewallungen und/oder Kälteschauer, Schweißausbrüche, Schwächegefühl oder Zittern.

In der *National Comorbidity Survey-Replication* (NCS-R) fanden sich Prävalenzraten von 2,7 % (12-Monate) und 4,7 % (Lebenszeit) (Kessler, 2005; Kessler, 2005). Diese Raten sind höher als die ursprünglich berichteten aus der NCS (Kessler, 1998), der *Epidemiologic Catchment Area* (ECA) Studie (Eaton, 1998), aus Studien aus der Ukraine (Bromet, 2005) oder Deutschland (Goodwin, 2005), wo die Prävalenzen zwischen 0,2-3,5 % liegen. Eine mögliche Erklärung hierfür könnte ein tatsächlicher Anstieg der Prävalenzen in den vergangenen Jahren sein, eher jedoch sind diese Unterschiede auf unterschiedliche diagnostische Methodologien und veränderte Diagnosesysteme (DSM-III, DSM-IIIR, DSM-IV) zurückzuführen. Das mittlere Erkrankungsalter liegt in den frühen bis mittleren 20ern, eine bimodale Distribution des Ersterkrankungsalters wurde in der NCS Studie gefunden: ein Erkrankungsgipfel zwischen 15-24 Jahren für Männer und Frauen und ein zweiter zwischen 45-54 Jahren (Kessler, 2005). In allen Studien kann beim Vergleich von Lebenszeitprävalenzraten gezeigt werden, dass Frauen in jedem Lebensalter häufiger an einer Panikstörung erkranken als Männer (Weissman, 1997).

A	1	Wiederholte und unerwartete Panikattacken (mind. zwei)
	2	Nach einer ersten Attacke entweder: a) Anhaltende Sorge über die Folgen der Attacke (z.B. Herzanfall) b) Fortdauernde Sorge darüber, weitere Attacken zu bekommen c) Deutliche Verhaltensänderung aufgrund der Attacke
B		Die Symptome kommen plötzlich und erreichen ihren Höhepunkt innerhalb von 10 Minuten
C		Mindestens 4 dieser Merkmale treten während einer Attacke auf: 1) Palpitationen 2) Schwitzen 3) Zittern oder Beben 4) Kurzatmigkeit oder Beklemmungsgefühle 5) Erstickungsgefühle 6) Schmerzen oder Engegefühl in der Brust 7) Übelkeit oder Magenbeschwerden 8) Gefühl von Schwindel, Unsicherheit, Schwäche oder drohender Ohnmacht 9) Gefühl der Unwirklichkeit oder Depersonalisation 10) Angst, Kontrolle zu verlieren oder verrückt zu werden 11) Angst zu sterben 12) Parästhesien (Taubheit oder Kribbelgefühl) 13) Kälteschauer oder Hitzewallungen
D		Die Symptome sind keine direkte physiologische Folge einer Substanz oder eines allgemeinen medizinischen Krankheitsfaktors
E		Die Panikattacken lassen sich nicht besser durch eine andere psychische Störung erklären

Tab. 3.1: Kriterien einer Panikstörung (DSM-IV). Kriterien A, B, C, D und E müssen erfüllt sein.

Agoraphobie bezeichnet die Angst vor - und die damit verbundene Vermeidung von - Plätzen und Situationen, aus denen eine Flucht schwierig und/oder Hilfe nicht verfügbar ist, falls sie benötigt werden sollte. Als Folge dieser Ängste vermeidet die agoraphobische Person bestimmte Plätze oder Situationen oder traut sich diese nur noch in Begleitung zu. Eine mittelgradige Ausprägung bringt einige Einschränkungen in der Lebensführung mit sich, bei einer schweren Ausprägung kann die erkrankte Person ans Haus gebunden und unfähig sein, dieses zu verlassen. Die Lebenszeitprävalenz für diese Erkrankung wurde aus verschiedenen Studien berichtet, sie liegt zwischen 5,6 und 6,7 %. Die Erkrankungsrate ist wie bei der Panikstörung bei Frauen höher als bei Männern. Die geringste Prävalenzrate tritt bei weißen Männern auf, am häufigsten erkranken afroamerikanische Frauen. Momentane Agoraphobie korreliert invers mit Einkommen und Bildung.

Die Rolle und Häufigkeit von Panikattacken bei Agoraphobie wird kontrovers diskutiert. Einerseits scheint das Vorliegen einer Panikstörung ein erheblicher Risikofaktor für die Entwicklung einer Agoraphobie zu sein. Klein ging davon aus, dass die Agoraphobie die konditionierte Vermeidungsreaktion auf den aversiven Stimulus einer spontanen Panikattacke ist. Andererseits werden das zeitliche Vorhergehen und die ursächliche Rolle von Panikattacken für die Entwicklung einer Agoraphobie von anderen in Frage gestellt. Diagnostisch wird die Agoraphobie im ICD-10 als eigene phobische Erkrankung aufgeführt, und es wird unterschieden zwischen einer Agoraphobie mit oder ohne Panikstörung. Im DSM-IV ist die Agoraphobie der Panikstörung hierarchisch untergeordnet, d.h. die Diagnose lautet Panikstörung mit Agoraphobie. In Studien zu Prävalenzraten von Agoraphobien mit oder ohne Panikstörung weichen die Zahlen stark ab, je nachdem ob es sich um eine klinische oder gemeindebasierte Studie handelt. In populationsbasierten Studien gibt es eine große Anzahl an Agoraphobie Leidender, die nie eine Panikattacke erlebten. In klinischen Studien hingegen waren die Raten von an Agoraphobie Leidenden ohne Panikattacken viel geringer. Eine Erklärung hierfür könnte sein, dass Personen im klinischen Setting eher erhöhte Komorbiditäten aufweisen oder dass populationsbasierte Studien die Rate von Agoraphobie ohne Panikstörung überbewerten.

A	Angst vor Orten oder Situationen, aus denen eine Flucht schwierig oder peinlich wäre oder in denen bei einer unerwarteten Panikattacke keine Hilfe verfügbar wäre
B	Agoraphobische Situationen werden gemieden oder nur unter intensiver Angst durchgestanden oder sind nur mit Begleitperson möglich
C	Die Angst oder phobische Vermeidung lassen sich nicht besser durch eine andere psychische Störung erklären

Tab. 3.2: Kriterien der Panikstörung mit Agoraphobie (DSM-IV). Kriterien A, B und C müssen erfüllt sein.

Die Panikstörung kommt im klinischen Setting selten ohne psychopathologische Komorbidität vor. Komorbide Achse I Störungen sind vor allem majore Depression (Kessler, 1998), bipolare Störung (Goodwin, 2002), andere Angststörungen (Goisman, 1995) oder Alkoholmissbrauch (Zimmermann, 2003). Dabei kann die Panikstörung der komorbiden Erkrankung zeitlich vorhergehen, aber sie kann auch Ausdruck des Schweregrads der komorbiden Krankheit sein (Kessler, 1998). Majore Depression und Panikstörung treten häufig gemeinsam auf (Johnson, 1990). 20-30 % der Patienten mit einer majoren Depression erfüllen auch die Kriterien für eine Panikstörung, umgekehrt erfüllen durchschnittlich ein Drittel der Patienten (21-91 %) mit einer Panikstörung irgendwann während ihres Lebens auch die Kriterien einer majoren Depression (Lydiard, 1991). Bei etwa einem Drittel der Patienten tritt die Panikstörung zuerst auf, bei einem Drittel oder mehr tritt erst die majore Depression auf und dann die Panikstörung, und bei den restlichen Patienten treten Panikstörung und majore Depression gleichzeitig auf. Unabhängig von der Reihenfolge des Auftretens sind Patienten mit komorbider Panikstörung und Depression beeinträchtigter als Patienten mit einer reinen Panikstörung oder einer reinen majoren Depression. Die Krankheitsdauer ist länger, sie sprechen weniger gut auf pharmakotherapeutische Behandlungen an und haben mehr psychische und psychosoziale Beeinträchtigungen, mehr Ängste und somatische Bedenken.

Verschiedene Studien haben Risikofaktoren zur Entwicklung einer Panikstörung untersucht, und wie bei anderen psychischen Störungen wird auch hier ein Diathese-Stress-Modell zur Entwicklung, aber auch Aufrechterhaltung der Störung angenommen. Zwillingsstudien weisen darauf hin, dass Vererbung eine Rolle spielt (Hettema, 2001), aber auch frühe Traumen oder Misshandlungen sind Risikofaktoren (Stein, 1996), gemeinsam mit einem ängstlichen Temperament, welches durch Neurotizismus und Angstsensitivität (McNally, 2002) charakterisiert ist. Belastende Lebensereignisse scheinen einen Einfluss auf den zeitlichen Beginn der Störung, aber auch auf die Aufrechterhaltung zu haben (Roy-Byrne, 1986).

Pharmakotherapie

Bei schweren Angststörungen, die die Lebensqualität von Patienten nachhaltig beeinflussen, ist eine Pharmakotherapie angezeigt. Hier muss allerdings festgehalten werden, dass die medikamentöse Behandlung keinesfalls Ersatz für das ärztliche Gespräch sein kann. Vor Beginn einer medikamentösen Behandlung muss der Arzt den Patienten genau über die Entstehung von körperlichen Ausdrucksformen der Angst aufklären und ihn sorgfältig über spezifische Wirkungsmechanismen von Medikamenten informieren. Viele Angstpatienten sind gegenüber einer medikamentösen Behandlung eher skeptisch eingestellt und müssen zum Aufbau einer guten Compliance sorgfältig mit psychoedukativen Maßnahmen für die Behandlung motiviert werden. Das Ziel einer Pharmakotherapie ist neben der Reduktion von Zahl und Schwere von Panikattacken auch die Reduktion der so genannten "Angst vor der Angst", ein Symptom, das für Patienten besonders belastend sein kann. Im Weiteren ist ein Ziel die Reduktion der Vermeidung und sicher auch eine Reduktion des Schweregrads von komorbiden psychiatrischen Störungen wie der majoren Depression. Seit Klein (1964) die Wirksamkeit des trizyklischen Antidepressivums Imipramin bei Panikstörungen gezeigt hat, haben viele Studien die Wirksamkeit von Antidepressiva bei Angststörungen bestätigen können.

Gegenwärtig stellen die selektiven Serotonin-Wiederaufnahmehemmer (SSRI) sowie die selektiven Serotonin- und Noradrenalin-Wiederaufnahmehemmer (SNRI) wegen ihres günstigen Wirkungs-Nebenwirkungsprofils die erste Wahl dar. Große plazebokontrollierte, randomisierte Studien zeigten eine klare Wirksamkeit von Fluoxetin, Fluvoxamin, Sertralin, Paroxetin, Citalopram und Escitalopram sowie von Venlafaxin bei der Behandlung von Angststörungen. Die genannten Wirkstoffe zeigten in Metaanalysen mittlere bis große Effektstärken gegenüber einer Behandlung mit Plazebo. Bei der Behandlung der generalisierten Angststörung kommt dem SNRI Venlafaxin eine besondere Bedeutung zu, da es für diese Indikation besonders untersucht wurde und eine gute Wirksamkeit etabliert werden konnte.

Wichtig ist die Tatsache, dass zu Beginn der Behandlung mit SSRI häufig Nebenwirkungen wie leichte Übelkeit, Unruhe und Schlaflosigkeit auftreten, die in Einzelfällen als Verstärkung der eigentlich anvisierten Angstsymptomatik gedeutet werden können. Diese Nebenwirkungen können sich bei mangelnder Information der Patienten negativ auf die Compliance auswirken und die Patienten müssen unbedingt darüber informiert werden, dass sie auftreten können und dass sie nach Fortführung der Therapie nach etwa 1 Woche wieder verschwinden.

Ältere Antidepressiva wie die Trizyklika (Imipramin, Desipramin. Clomipramin, Nortriptylin und Amitriptylin) wirken in Bezug auf eine Verbesserung von Angstsymptomatik ebenso gut wie neue Klassen von Antidepressiva, sind jedoch mit deutlich mehr Nebenwirkungen und bei Überdosierung mit Toxizität verbunden und sollten deshalb nicht in erster Linie verschrieben werden. Monoamino-Oxidase (MAO)-Hemmer zeigen eine gute Wirksamkeit bei sozialer Phobie und Panikattacken und können somit bei gewissen behandlungsresistenten Patienten sehr hilfreich sein.

Benzodiazepine sind sehr wirksam in der Behandlung von Panikstörungen, da ihre Wirkung praktisch sofort eintritt und sie grundsätzlich besser verträglich sind als die SSRIs. Ihre generelle Nützlichkeit bei der Behandlung von Angststörungen ist jedoch durch die hohe Gefahr der Abhängigkeitsinduktion und des damit verbundenen Missbrauchsrisikos eingeschränkt. Deshalb sollte ihre Verschreibung über eine längere Zeit bei einer Angststörung unbedingt vermieden werden. Häufig werden Benzodiazepine zusätzlich zur Behandlung mit SSRIs verschrieben, wenn Patienten nur unzureichend auf SSRIs ansprechen oder, wenn es nötig erscheint, um die Wirklatenz von SSRIs (mehrere Wochen) zu überbrücken. Der Langzeitgebrauch von Benzodiazepinen ist jedoch klar kontraindiziert. In den USA wird häufig Buspiron zusammen mit SSRIs verschrieben, da dieses Medikament eine leichte angstlösende Wirkung hat und die antidepressive Wirkung von SSRIs kompensiert; mit einer solchen Kombination kann bei vielen Patienten die zusätzliche Verschreibung von Benzodiazepinen umgangen werden.

Bei sehr schweren Ausprägungen von Angstsymptomen können in besonderen Fällen auch niedrig dosierte atypische Neuroleptika wie Risperdal oder Olanzapin mit Erfolg eingesetzt werden.

Ein Nachteil der Pharmakotherapie ist, dass nach Absetzen der Medikation 25-50 % aller Patienten innerhalb von 6 Monaten einen Rückfall der Angststörung erleiden. Es ist deshalb ratsam, eine anxiolytische Pharmakotherapie immer mit einer Psychotherapie zu kombinieren und sie von Beginn an als Langzeittherapie zu konzipieren.

Psychotherapie

In der psychotherapeutischen Behandlung der Panikstörung ist der kognitiv-verhaltenstherapeutische Ansatz der erfolgreichste. Verschiedene Studien zeigen, dass dieser Ansatz genauso wirksam oder sogar wirksamer als Pharmakotherapie ist. In einer Metaanalyse über 14 Studien, die den kognitiv-verhaltenstherapeutischen Ansatz bei Panikstörungen untersuchten, fanden Chambless & Gillis Effektstärken von 1-1,73. Die KVT ist besonders dann sehr wirksam, wenn kognitive Umstrukturierung und Exposition integriert werden. Clum untersuchte 29 Studien, die entweder KVT, Pharmakotherapie oder eine Kombination von KVT und Pharmakotherapie als Behandlung für Panikstörungen anwendeten. Die Behandlung mit Medikamenten alleine führte zu kleineren Effektstärken als KVT alleine oder in Kombination mit Medikamenten. Bei einer Verlaufsuntersuchung nach 15 Monaten waren 85 % der Patienten, die mit KVT behandelt wurden, panikfrei, sowie 65 % der mit Imipramin behandelten Patienten und 47 % der mit angewandter Entspannung behandelten. Werden für eine erfolgreiche Behandlung strengere Kriterien vorausgesetzt, d.h. hohes Funktionsniveau als Erfolg definiert, erfüllen noch 70 % der mit KVT behandelten Patienten, 45 % der mit Imipramin behandelten und 32 % der mit der angewandten Entspannung behandelten Patienten die Bedingungen nach den 15 Monaten.

Dieses Muster bestätigt sich in anderen Studien. Aus diesen Resultaten geht hervor, dass trotz der

Erfolge viele Patienten nicht ausreichend profitieren. Dies liegt teilweise an der Komorbidität der Panikpatienten. Komorbidität könnte eine mögliche Erklärung für die 30 % der Patienten sein, die mit KVT kein hohes Funktionsniveau erreichen. Die Meta-Analyse von Gould et al. zeigt, dass in 14 von 43 Studien zur Behandlung von Panikstörungen Patienten mit einer majoren depressiven Episode ausgeschlossen werden, zusätzlich erheben 80 % der Untersuchungen nicht die depressiven Symptome. Die Studien, die den Therapieerfolg von Patienten mit Panikstörung und komorbider Depression untersuchen, finden widersprüchliche Resultate. In einer Studie von Laberge et al. zeigten Patienten mit Panikstörung ohne Depression drei Monate nach Beendigung der Therapie mit KVT eine weniger körperbezogene Angstempfindung als die Panikpatienten mit majorer Depression, jedoch 6 Monate nach Therapieende zeigten beide Gruppen völlige Remission der Panikattacken, und die depressiven Symptome waren bei der komorbiden Gruppe signifikant vermindert. Im Gegensatz dazu fanden Basoglu et al., dass Depression in der Krankengeschichte mit schlechterem Ergebnis 6 Monate nach Ende der Therapie einhergeht.

Kombination von Psychotherapie und Pharmakotherapie

Eine Metaanalyse von 21 Studien zur Wirksamkeit von Antidepressiva kombiniert mit Psychotherapie, Antidepressiva alleine und Psychotherapie alleine zeigt eine Überlegenheit der Kombinationstherapie in der akuten Phase. Nachdem die Therapie abgeschlossen war, profitierten die Patienten mit kombinierter Behandlung weiterhin mehr als die mit Pharmakotherapie oder Psychotherapie alleine. Zwei große Studien zeigen, dass es Patienten in der Kombinationsbedingung nach Absetzen der Pharmakotherapie schlechter ging als den Patienten in der reinen Psychotherapiebedingung. Nach Beenden der Therapie ist die Wirksamkeit von Psychotherapie grundsätzlich länger anhaltend als Pharmakotherapie.

3.2. Soziale Phobie und Depression

Soziale Ängste beinhalten eine persistierende, irrationale Angst vor sozialen Situationen verbunden mit dem Wunsch, diese zu vermeiden. Es handelt sich um soziale Situationen, in denen die betroffene Person sich peinlich benehmen oder sich vor anderen blamieren könnte. Die Angst wird als exzessiv und unberechtigt erkannt. Oft betreffen die Inhalte öffentliches Sprechen oder Essen, Urinieren auf öffentlichen Toiletten, vor anderen Schreiben oder dumme, unpassende Sachen in sozialen Situationen sagen. Im DSM-IV werden zwei Subtypen der sozialen Angststörung unterschieden: 1. Generalisierte soziale Angststörung: Dieser Subtyp ist charakterisiert durch Angst/Vermeidung vor/von multiplen ("den meisten") sozialen Situationen. Die Prävalenz dieses Subtyps wird mit 3-5 % angenommen. 2. Nichtgeneralisierte soziale Angststörung: Die Angst bezieht sich nur auf eine begrenzte Anzahl von sozialen Situationen oder gar nur eine einzelne Situation. Die meisten Patienten, die sich mit einer sozialen Angststörung bei einem Arzt oder Therapeuten vorstellen, leiden an einer generalisierten sozialen Angststörung. Die generalisierte soziale Angststörung ist verbunden mit mehr komorbiden mentalen Störungen, größerer funktionaler Beeinträchtigung und verminderter Lebensqualität. Die diagnostischen Kriterien der sozialen Angststörung sind in Tab. 3.3 aufgeführt.

A	Starke und anhaltende Angst vor einer oder mehreren sozialen Situationen oder Leistungssituationen, in denen die Person im Zentrum der Aufmerksamkeit anderer steht. Furcht davor, sich beschämend oder peinlich zu benehmen oder Angstsymptome zu haben
B	Konfrontation mit der angstauslösenden Situation führt zu einer sofortigen Angstreaktion, die situationsgebunden die Form einer Panikattacke annehmen kann
C	Die Person erkennt, dass die Angst übermäßig stark und unbegründet ist
D	Phobische Situationen werden vermieden oder nur unter intensiver Angst ertragen
E	Vermeidungsverhalten, Erwartungsangst oder Unbehagen in gefürchteten sozialen Situationen beeinträchtigt deutlich den normalen Tagesablauf der Person, die berufliche oder geistige Leistungsfähigkeit, soziale Aktivitäten oder zwischenmenschliche Beziehungen, oder mit der Phobie ist ein deutliches Leiden verbunden
F	Bei Jugendlichen unter 18 Jahren hielt die Störung mindestens 6 Monate
G	Die Symptome sind keine direkte physiologische Folge einer Substanz oder eines allgemeinen medizinischen Krankheitsfaktors und lassen sich nicht besser durch eine andere psychische Störung erklären
H	Wenn ein allgemeiner Krankheitsfaktor oder eine andere psychische Störung vorliegt, dann steht die Angst in keiner Beziehung dazu

Tab. 3.3: Kriterien der sozialen Phobie (DSM-IV). Kriterien A-H müssen erfüllt sein.

Soziale Ängste sind in der Allgemeinbevölkerung weit verbreitet. Eine kanadische, gemeindebasierte Studie zeigte beispielsweise, dass einige Ängste - wie in der Öffentlichkeit eine Rede zu halten - bei bis zu 15 % der befragten Personen vorkamen. Verschiedene Studien zu Prävalenzraten der sozialen Angststörung wurden in den letzten Jahrzehnten durchgeführt. Die Ergebnisse aus diesen Studien sind unterschiedlich, da unterschiedliche Definitionen und Methodologien zugrunde liegen. Studien in Gemeindestichproben, in denen die soziale Angststörung aufgrund des DSM-III und mit Hilfe des *Diagnostic Interview Schedule* (DIS) diagnostiziert wurde, fanden Lebenszeitprävalenzen von 0,5-3,5 %. In Studien basierend auf dem DSM-IIIR finden sich höhere Lebenszeitprävalenzen, nämlich zwischen 13 und 16 %. Diese Unterschiede lassen sich durch unterschiedliche Kriterien erklären, die zur Vergabe der Diagnose nötig sind. Die Lebenszeitprävalenz der sozialen Angststörung beträgt je nach Studie und verwendetem Diagnostikum zwischen 13 und 16 Prozent, höhere Lebenszeitprävalenzen finden sich nur bei majorer Depression, Alkoholmissbrauch und spezifischen Phobien.

Das mittlere Ersterkrankungsalter liegt mit 20 Jahren bei dieser Störung sehr früh, so berichten 50 % der Patienten, dass die Störung bereits vor dem 13. Lebensjahr aufgetreten ist, bei bis zu 90 % der Erkrankten liegt die Ersterkrankung unter dem 23. Lebensjahr. In einer Studie bei Kinderärzten konnte gezeigt werden, dass die soziale Angststörung bei Kindern die dritthäufigste Störung (nach ADHD und spezifischen Phobien) ist. Jedoch wird diese selten von Kinderärzten diagnostiziert oder behandelt. Wie bei Erwachsenen ist es auch bei Kindern so, dass diese häufig im Rahmen der sozialen Angststörung majore depressive Episoden entwickeln, dies gilt vor allem für Kinder mit generalisierter sozialer Angststörung. Frauen erkranken häufiger, weitere Risikofaktoren sind niedrigere Bildung, allein stehend und niedrigerer sozioökonomischer Status.

Pharmakotherapie

SSRIs und SNRIs sind die Behandlung erster Wahl bei sozialer Phobie, so zeigen klinische Studien eine Wirksamkeit von Paroxetin, Sertralin, Fluoxetin, Fluvoxamin und Escitalopram und auch von Venlafaxin. Die Wirksamkeit von Paroxetin wurde als erstes in einer großen, plazebokontrollierten Studien gezeigt, die Wirkung umfasste eine Reduktion der phobischen Vermeidung, der antizipierten Angst und der Behinderung. Sertralin, Fluoxetin und Escitalopram sind ähnlich wirksam wie Paroxetin. Fluvoxamin ist wirksam in der Reduktion der sozialen Angst, es konnte aber keine signifikant höhere Reduktion der phobischen Vermeidung als unter Plazebo gezeigt werden. Die Wirksamkeit von Venlafaxin bei sozialer Phobie konnte ebenfalls in mehreren Studien bestätigt werden. Der Vergleich der Wirksamkeit von unterschiedlichen Dosierungen von Venlafaxin versus Plazebo zeigt eine signifikante Überlegenheit der Wirksamkeit von Venlafaxin gegenüber Plazebo und dass Venlafaxin besonders in höherer Dosierung bessere Wirksamkeit zeigt. Venlafaxin und Paroxetin sind in einer Studie ungefähr gleich wirksam und der Plazebobehandlung signifikant überlegen.

Die Wirksamkeit des irreversiblen MAO-Hemmers Phenelzin ist bei sozialer Phobie gut nachgewiesen. MAO-Hemmer sind aber nicht mehr die Behandlung erster Wahl, weil Patienten eine strikte Tyramindiät einhalten müssen, um einer hypertensiven Krise vorzubeugen, aufgrund der Sorge hinsichtlich der Toxizität sowie der allgemein schlechten Verträglichkeit. Reversible MAO-Hemmer bergen nicht die Gefahr einer hypertensiven Reaktion, es wird aber generell eine weniger gute Wirksamkeit angenommen.

Wenn Patienten resistent gegen SSRIs sind, sind Benzodiazepine eine Möglichkeit. Wirksamkeit wurde für Clonazepam und Bromazepam gegenüber Plazebo gezeigt. Die Vorteile der Benzodiazepine sind der rasche Wirkungseintritt, die gute Verträglichkeit, die optimale Dosis wird rasch herausgefunden und sie können nach Bedarf eingesetzt werden. Nachteile im Gebrauch von Benzodiazepinen sind Sedierung, Absetzschwierigkeiten, Abhängigkeitspotential und fehlender Effekt auf komorbide Depression.

Die beiden alpha2rho Kalziumkanalblocker Gabapentin und Pregabalin sind ebenfalls Möglichkeiten in der Behandlung von sozialer Phobie. Gabapentin war signifikant wirksamer in der Behandlung von sozialer Phobie als Plazebo, Pregabalin hoch dosiert ebenfalls. Jedoch berichteten viele der Patienten mit hoher Dosierung von Pregabalin über Schläfrigkeit, Schwindel, Kopfschmerzen, Müdigkeit und Gewichtszunahme.

Kombinationsbehandlung von SSRIs und Benzodiazepinen kann bei Patienten mit unvollständiger Wirksamkeit sinnvoll sein.

Bei Angsterkrankungen wie sozialer Phobie kann der Einsatz von Betablockern nützlich sein, um die Angstverstärkung durch somatische Angstsymptome wie Herzrasen zu unterbrechen. Sie stellen allerdings keine spezifische Angsttherapie dar.

3.3. Zwangsstörung und Depression

Zwangsgedanken sind definiert durch wiederkehrende persistierende Gedanken, Bilder oder Impulse, die als intrusiv und unangebracht wahrgenommen werden. Sie werden als eigene Gedanken erlebt, trotzdem aber als ich-dyston, da sie den Charakter von ungewollten, sich aufdrängenden und erschreckendenden Ideen haben (z.B. das eigene Kind töten). Zwangshandlungen bezeichnen ein sich wiederholendes, stereotypes Verhalten (z.B. überprüfen, ob die Tür abgeschlossen ist, Hände waschen) oder sich wiederholende stereotype mentale Handlungen (z.B. zählen, Wörter wiederholen), die oft als Reaktion auf Zwangsgedanken resultieren. Zwangshandlungen werden nicht als angenehm empfunden und dienen auch nicht dazu, an sich nützliche Aufgaben zu erfüllen. Oft werden sie als Vorbeugung gegen ein objektiv unwahrscheinliches Ereignis erlebt, das ihnen Schaden bringen könnte oder bei dem sie selbst Unheil anrichten könnten. Überwiegend - aber nicht immer - wird dieses Verhalten von der betroffenen Person als sinnlos und ineffektiv erlebt. Sie versucht immer wieder, dagegen anzugehen, bei sehr lange andauernden Störungen kann der Widerstand schließlich minimal sein. Vegetative Angstsymptome sind häufig vorhanden, aber auch quälende innere Anspannung ohne auffällige vegetative Stimulation. Es besteht eine enge Verbindung zwischen Zwangssymptomen, besonders Zwangsgedanken, und Depression. Patienten mit einer Zwangsstörung leiden häufig komorbid an depressiven Symptomen und Patienten, die unter rezidivierenden depressiven Störungen leiden, können während ihrer depressiven Episoden Zwangsgedanken entwickeln. In beiden Fällen wechselt der Schweregrad der Zwangssymptome im Allgemeinen entsprechend dem zu- oder abnehmenden Schweregrad der depressiven Symptome.

A	**Zwangsgedanken** Kriterien 1-4 sind erfüllt 1) Wiederkehrende und länger andauernde Gedanken, Impulse oder Vorstellungen, die als störend, lästig und unangemessen erlebt werden und Angst oder starkes Unbehagen auslösen 2) Die Gedanken, Impulse oder Vorstellungen sind nicht lediglich Sorgen über tatsächliche Probleme 3) Versuche, die Zwangsgedanken zu unterdrücken oder sie durch andere Gedanken oder Tätigkeiten abzuschalten 4) Die Person bemerkt, dass die Zwangsgedanken, Impulse oder Vorstellungen ein Produkt ihrer selbst sind **Zwangshandlungen** 1) Wiederholte Verhaltensweisen oder mentale Handlungen, deren Ausführungsimpulse nicht unterdrückt werden können oder nach rigiden Regeln ausgeführt werden müssen 2) Verhaltensweisen dienen dazu, äußeres Unbehagen oder schreckliche Ereignisse oder Situationen zu verhindern. Die Verhaltensweisen stehen in keiner realistischen Beziehung zu dem, was sie verhindern oder reduzieren sollen oder sind übertrieben
B	In bestimmten Momenten wird erkannt, dass die Zwangsgedanken/Zwangshandlungen übermäßig und unbegründet sind
C	Die Zwangsgedanken/Zwangshandlungen verursachen deutliches Leiden, sind zeitraubend oder beeinträchtigen den normalen Tagesablauf, die berufliche Leistungsfähigkeit oder gewohnte soziale Aktivitäten oder Beziehungen zu anderen
D	Falls eine andere Achse-I Störung vorliegt, bezieht sich der Inhalt der Zwangsgedanken/Zwangshandlugen nicht ausschließlich darauf
E	Die Symptome sind keine direkte physiologische Folge einer Substanz oder eines allgemeinen medizinischen Krankheitsfaktors und lassen sich nicht besser durch eine andere psychische Störung erklären

Tab. 3.4: Kriterien einer Zwangsstörung (DSM-IV). Kriterien A-E müssen erfüllt sein.

Bis 1984 ging man von einer Prävalenz von 0,05 % bei Zwangserkrankungen aus, seither wurde in mehreren Studien eine bis zu 40 mal höhere Prävalenz gefunden. In verschiedenen Studien in den USA wurde eine Lebenszeitprävalenz von 2,5 %, 3 % und 2,5 % gefunden. Eine Studie von Weissman (1997) in vier Kontinenten fand Lebenszeitprävalenzen von 2 % in den USA, in Kanada, Lateinamerika und Puerto Rico, ebenfalls 2 % in Europa und Neuseeland. In einigen asiatischen Ländern Asiens liegt die Prävalenzrate bei 1,9 %, in Taiwan - wo die Prävalenzraten aller psychiatrischen Erkrankungen niedriger zu sein scheinen - bei 0,7 %. Deshalb kann davon ausgegangen werden, dass die Lebenszeitprävalenz der Zwangserkrankungen weltweit um die 2 % liegt und damit zwischen der majoren depressiven Episode und Schizophrenie. Zwangserkrankungen sind ein weltweites Problem, leiden doch über 50 Millionen Menschen weltweit an dieser Erkrankung. Es gibt aber auch Autoren, die davon ausgehen, dass die mit dem *Diagnostic Interview Schedule* (DIS) und von Laien gestellte Diagnose zu oft vergeben werde, dass dies zu einer Über-Diagnostizierung der Zwangserkrankungen führen würde, und schlagen deshalb eine geringere Prävalenz von 1-2 % vor.

Das Alter bei Erkrankung liegt häufig zwischen 25 und Anfang 30. Frauen scheinen generell etwas öfter an dieser Erkrankung zu leiden als Männer. Werden jedoch Einflüsse wie Zivilstand, Berufsstand, Ethnizität und Alter kontrolliert, verschwinden die Unterschiede zwischen Frauen und Männern (ECA).

Die Anzahl und die Art von Zwangsgedanken und -handlungen sind erstaunlich limitiert und stereotyp, sie lassen sich generell in ein paar Gruppen einteilen. Die häufigsten Zwangsgedanken kreisen um Kontamination durch Schmutz und/oder Keime; die dazugehörige Zwangshandlung ist Waschen. Diese Patienten verbringen oft Stunden damit, sich die Hände zu waschen, zu duschen oder zu putzen. Typischerweise vermeiden diese Patienten Quellen der Verschmutzung wie Türknaufe, Lichtschalter oder Zeitungen. Eine weitere Symptomgruppe ist das Kontrollieren. Diese Patienten sind getrieben von Zweifeln, meistens Schuld, und sind oft damit beschäftigt, dass sie etwas nicht gut genug geprüft haben und damit anderen schaden werden. Das erneute Kontrollieren vermag den Patienten aber nicht Sicherheit zu geben, sondern es führt eher zu noch größerer Verunsicherung, welches wiederum zum erneuten Kontrollieren führt. Inhalte dieser Zweifel sind oft die Angst davor, einen Brand zu verursachen, die zum Kontrollieren des Ofens führt, oder die Angst jemanden beim Fahren zu verletzen, was Patienten zur Überprüfung immer wieder dieselbe Strecke abfahren lässt. Manchmal werden auch "Annullier-Rituale", wie beispielsweise bis zu einer gewissen Zahl zählen, entwickelt, wenn das Kontrollieren als nicht ausreichend empfunden wird.

Eine andere Symptomgruppe ist die der reinen Zwangsgedanken. Diese Patienten erleben meist sich wiederholende, intrusive Gedanken mit meist somatischem, aggressivem oder sexuellem Inhalt, die immer als verwerflich empfunden werden. Inhalte sind dabei beispielsweise die Angst, das eigene Kind zu verletzen, sexuelle Vorstellungen, die perverse oder verbotene Gedanken beinhalten oder auch religiöse Inhalte. Eine weitere, jedoch eher seltenere, Symptomgruppe ist die der zwanghaften Langsamkeit, Patienten tun etwas in einer bestimmten Abfolge, in einer bestimmten Art, oder Dinge müssen perfekt symmetrisch liegen oder "einfach richtig". Diese Patienten brauchen viel Zeit für die Verrichtung ihrer täglichen Dinge, und - anders als andere Zwangspatienten - leisten ihren Symptomen fast keinen Widerstand. Ein weiterer Subtyp, bei welchem Patienten ebenfalls fast keinen Widerstand leisten, ist das Horten. Diese Patienten weigern sich, etwas wegzuwerfen (z.B. Zeitung, gebrauchte Taschentücher) aus Angst, sie könnten etwas für die Zukunft Wichtiges wegwerfen. Viele Zwangspatienten leiden an einer Kombination von Symptomen, obwohl meist ein Symptomtyp - Waschen, Kontrollieren, reine Zwangsgedanken oder Langsamkeit - dominiert. Neben der nicht reinen Form der Subtypen kann auch eine Symptomverschiebung auftreten, d.h. zu unterschiedlichen Punkten im Störungsverlauf können verschiedene Symptome im Vordergrund stehen. Ein Patient, der in seiner Kindheit vor allem Waschrituale hatte, kann als Erwachsener vor allem Kontrollrituale haben.

Pharmakotherapie

Serotonin-Wiederaufnahme-Hemmer (SSRIs) sind in der Behandlung von Zwangserkrankungen wirksam, nicht jedoch nicht-serotonerge Wiederaufnahmehemmer. Diese substanzbezogene Wirksamkeit macht Zwangserkrankungen einzigartig unter den affektiven und Angststörungen, weil bei diesen sowohl serotonerge wie auch nicht-serotonerge Wiederaufnahme-Hemmer wirksam sind. Diese spezifische Wirksamkeit bei Zwangserkrankungen unterstützt die Serotonin-Hypothese für diese Störung. Auffälligkeiten im serotonergen System und vor allem eine Hypersensitivität der postsynaptischen 5-HT Rezeptoren bleiben die wichtigsten Hypothesen über die zugrunde liegende Pathophysiologie der Zwangsstörungen.

Evidenz für diese Hypothese kommt aus verschiedenen Bereichen, nicht zuletzt aus Behandlungsstudien, die klar und konsistent zeigen, dass die Wirksamkeit eine Funktion der Serotonin-Wiederaufnahme-Hemmung ist. Studien von Markern und biologischen Proben belegten zusätzliche Evidenz: eine Plättchen-Studie beispielsweise zeigt die Verbindung der Reduktion von 5-HT Aktivität mit klinischer Wirksamkeit, und ein Ansprechen auf diese Behandlung war korreliert mit einem verminderten 5-Hydroxyindolessigsäure (5-HIAA) Level in der zerebrospinalen Flüssigkeit von Zwangspatienten. Bei der Suche nach den bei Zwangsstörungen involvierten Subtypen der 5-HT Rezeptoren fand Lesch (1991) heraus, dass die Gabe des 5-HT1A Rezeptor-Liganden Ipsapiron bei medikationsfreien Patienten zu Hypothermie und zur Freisetzung von Corticotropin und Cortisol führte, aber keinen Effekt auf die Zwangserkrankung hatte. Eine weitere doppelblinde Buspiron-Augmentationsstudie von McDougle et al. (1993) fand keinen zusätzlichen Benefit durch die Augmentation, was den begrenzten therapeutischen Wert des 5-HT1A Agonisten bei Zwangserkrankungen unterstützt.

Die Gabe von MK-212, einem Serotoninagonisten mit einer hohen Affinität für 5-HT1A und 5-HT2C Rezeptoren, hatte ebenfalls keinen Effekt auf das Verhalten von Zwangspatienten oder Kontrollpersonen. Das heißt, dass 5-HT2C und 5-HT1D Rezeptoren mögliche Kandidaten sein könnten. Eine Pilotstudie mit dem spezifischen 5-HT1D Agonisten Sumatriptan bei Zwangspatienten unterstützt eine mögliche Rolle der 5-HT1D Rezeptoren bei einigen Zwangspatienten. Weitere Unterstützung für die Rolle von 5-HT1D bei Zwangspatienten kommt aus genetischen Studien. Obwohl die Aufmerksamkeit vor allem auf die postsynaptischen Serotoninrezeptoren gerichtet war, könnten auch präsynaptische Mechanismen durchaus eine Rolle spielen: Marazziti (1992) zeigte eine Verminderung der Rezeptoren auf den Thrombozyten für 3H-Imipramin und 3HParoxetin bei medikationsfreien Zwangspatienten verglichen mit gesunden Kontrollen und Patienten mit anderen Angststörungen. Diese Rezeptordichte ist ein peripherer Marker des präsynaptischen 5-HT Transportersystems. Nach 8-wöchiger Therapie mit Clomipramin oder Fluvoxamin zeigte eine Verbesserung der 3H-Imipramin Dichte gegenüber der Baseline. Das könnte auf eine Rolle des 5-HT Transporters bei Zwangserkrankungen hinweisen und könnte eine Verbindung zu Gesundung und positiver Wirkung durch serotonerge Medikamente bedeuten.

Die serotonerge Hypothese ist eine wichtige, aber keine hinreichende Erklärung der Pathogenese der Zwangserkrankungen. Die meiste Evidenz bleibt fokussiert auf die Basalganglien und auf den 5-HT/Dopamin Verbindungen. Wenn man bedenkt, dass die Basalganglien (Kessler, 2005) stark von den 5-HT und Dopamin Neuronen innerviert werden, könnte die Zwangserkrankung eine neuronale Dysfunktion der Basalganglien und des orbitofrontalen Kortex-Kreises sein. Aber auch andere Systeme wie die Neuropeptide Arginin, Vasopressin, Oxytocin und Somatostatin wurden vorgeschlagen. Klinische Beobachtungen - insbesondere ein positives Ansprechen auf eine immunosuppressive Therapie von zwangserkrankten Patienten mit Beginn in der Kindheit - legen eine Implikation von Autoimmunmechanismen bei Zwangserkrankungen nahe. Ein erster Versuch, diese Befunde in einer klinischen Intervention durch Plasmapherese zu belegen, war in diesen Fällen viel versprechend.

Ein gutes Verständnis der bei Zwangserkrankungen involvierten Hirnstrukturen ist wichtig für die allfällige Erschließung neuer Therapiemöglichkeiten. Neue wirksame Therapiemöglichkeiten wären dringend nötig, da nur ca. die Hälfte aller Zwangspatienten auf Serotonin-Wiederaufnahme-Hemmer ansprechen. Das Kriterium für eine erfolgreiche Behandlung ist eine Verbesserung um 35 % auf der Y-BOCS-Skala (teilweise auch 25 %), bei depressiven Erkrankungen wird jedoch eine Verbesserung von 50 % als erfolgreiche Therapie gewertet.

Studien bei Zwangserkrankten mit Positronen-Emissions-Tomographie (PET) zeigen, dass eine neuronale Schleife involviert ist, die den orbitofrontalen Kortex, den Kopf des Nucleus caudatus und einen direkten und einen indirekten Weg durch die Basalganglien, den Thalamus und zurück zum orbitofrontalen Kortex umschließt. In diesen Regionen ist die metabolische Aktivität erhöht und erfolgreiche Behandlungen - egal ob pharmakologisch oder verhaltenstherapeutisch - gehen mit einer Normalisierung der metabolischen Aktivität in diesen Arealen einher. Provozierende Stimuli, die Zwangssymptome auslösen können, führen ebenfalls zu einer Erhöhung des zerebralen Blutflusses im orbitofrontalen Kortex und im Kopf des Nucleus caudatus. Ergebnisse aus Studien mit Elektroenzephalographie (EEG)-Messungen zeigen ebenfalls eine erhöhte Aktivität in kortikofrontalen Regionen, die bei erfolgreicher Behandlung gemindert wird (Drake, 1996; Hansen, 2003). Weitere Unterstützung für die Rolle dieses Kreislaufes bei Zwangserkrankungen kommt aus Läsionsstudien: Eine Läsion in der anterioren Capsula interna bei schweren und therapierefraktären Verläufen kann zu einer signifikanten Verbesserung führen (Oliver, 2003; Kopell, 2004). Diese Läsion unterbricht die efferenten Bahnen des orbitofrontalen Kortex zum Nucleus caudatus, verursacht aber keine kognitiven Beeinträchtigungen. Die Erfolge aus diesen Studien haben zu neueren Verfahren wie der Tiefen Hirnstimulation geführt, wo neuronale Leitungen ohne irreversible Läsionen blockiert werden sollen (Kopell, 2004; Abelson, 2005).

Psychotherapie

Vor 1970/1980 bestand die psychologische Therapie von Zwangsstörungen aus psychodynamischer Therapie, welche von unbewussten Motivationen ausging. Leider gibt es keine wissenschaftlichen Studien, die die Wirksamkeit dieses Ansatzes beurteilen. Der allgemeine Konsensus jedoch war, dass Zwangserkrankungen ein unüberschaubarer Zustand seien mit einer schlechten Prognose - dies zeigt, wie wenig Vertrauen Kliniker in psychodynamische Psychotherapie zur Behandlung der Zwangserkrankungen hatten. Und tatsächlich zeigen Resultate aus verfügbaren Studien zu psychodynamisch orientierten Therapien keine robusten und/oder nicht dauerhafte Besserungen bei Zwangserkrankungen und bei anderen Angsterkrankungen. Im letzten Viertel des 20. Jahrhunderts hat sich aber die Prognose von psychologischer Therapie bei Zwangserkrankungen drastisch verbessert.

Dies ist vor allem zurückzuführen auf die Arbeit von Victor Meyer (Meyer, 1966) und anderen behavioral orientierten Klinikern und Forschern, welche auf der Suche nach zwanganalogem Verhalten bei Tieren Forschung aus den 1950ern aufgriffen. Solomon (Solomon, 1953) arbeitete mit Hunden, die in Boxen waren. Die Boxen waren mit einem Hindernis, über welches der Hund springen konnte, in zwei Abteile unterteilt. Auf dem Boden der beiden Abteile lag ein Gitter, welches unter Strom gesetzt werden konnte und dem Hund so über die Pfoten einen elektrischen Schlag versetzte. Zusätzlich wurde ein Licht als konditionierter Stimulus eingeführt. Der Stromschlag wurde gepaart mit dem Licht, welches jeweils 10 Sekunden vor dem Stromschlag angemacht wurde. Der Hund lernte schnell, bei dem Stromschlag in das andere Abteil der Box zu springen und nach mehreren Durchgängen lernte er auch, den Stromschlag zu vermeiden, indem er (vor Ablauf der 10 Sekunden) springt. Auch nach Kappung der elektrischen Verbindung mit dem Gitter zeigte der Hund immer wieder dasselbe Verhalten, sobald das Licht angemacht wurde, obwohl keine Gefahr für einen Stromschlag mehr bestand. Der Hund hatte also ein Zwangsverhalten gelernt, das dazu diente, seine konditionierte Angst und den Schlag zu reduzieren und dieses Verhalten wurde negativ verstärkt. Dieses Verhalten dient als Analogie zum menschlichen Zwangsverhalten, wo Zwangsgedanken durch die Angst einer Assoziationen mit Situationen oder Reizen (konditionierte Reize) ausgelöst werden, welche tatsächlich kein oder ein sehr geringes Risiko beinhalten. Diese Angst wird durch Vermeidung oder Ausübung zwanghafter Rituale reduziert, die kurzfristig die Not mindern und so negativ verstärkt werden. Solomon et al. hatten dann mit verschiedenen Techniken versucht, das Zwangsverhalten (über das Hindernis springen) bei den Hunden zu reduzieren. Die effektivste Methode war die Exposition und Reaktionsverhinderung. Das Hindernis wurde erhöht, so dass der Hund nicht mehr in der Lage war, darüber zu springen. Wurde jetzt das Licht angemacht, zeigte der Hund Zeichen von sehr starker Angst (Herumrennen in der Box, an den Wänden hochspringen, urinieren, winseln) in Antizipation des zu erwartenden Schlags. Allmählich wurde diese emotionale Reaktion weniger, bis der Hund schließlich ruhig wurde. Nach mehreren solchen Löschungsdurchgängen war die ganze emotionale Reaktion (Angst vor einem elektrischen Schlag) gelöscht, so dass, auch wenn das Licht angemacht wurde, der Hund nicht über das Hindernis sprang.

In den 1960/70er Jahren haben verhaltenstherapeutisch orientierte Forscher angefangen, ähnliche Behandlungsparadigmen für die Behandlung von Zwangspatienten zu entwickeln, d.h. Patienten wurden mit dem Inhalt ihrer Zwangserkrankung konfrontiert (z.B. Dreck anfassen) und an der Reaktion gehindert (z.B. Hände waschen). Meyer (Meyer, 1966) berichtete als erster über die Ergebnisse von Exposition und Reaktionsverhinderung bei Zwangspatienten. Zehn von fünfzehn in der Studie behandelten Zwangspatienten sprachen sehr gut auf diese Art der Therapie an, die übrigen profitierten teilweise. Eine Studie einige Jahre später zeigte, dass nur zwei der erfolgreich behandelten Patienten rückfällig geworden waren (Meyer, 1974).

Es werden drei Wirkmechanismen angenommen, durch die Exposition und Reaktionsverhinderung funktionieren könnten: ein Verhaltensmechanismus, ein kognitiver Mechanismus und Veränderung der Selbstwirksamkeit. Aus der Verhaltensperspektive sind Exposition und Reaktionsverhinderung wirksam, weil sie eine Möglichkeit bieten, konditionierte Angstreaktionen zu löschen. Eine wiederholte und nicht-unterbrochene Exposition gegenüber einem gefürchteten Angstgegenstand führt zur Habituation - einer unvermeidlichen natürlichen Abnahme der konditionierten Angst. Reaktionsverhinderung unterstützt die Habituation, weil die zur Angstreduktion ausgeführten Handlungen blockiert werden, die den Habituationsprozess zunichte machen würden. Löschung der konditionierten Angst käme vor, wenn die konditionierte Konsequenz nicht eintritt und die Angst dadurch reduziert wird.

Aus der kognitiven Perspektive wird die Exposition und Reaktionsvermeidung als effektiv angenommen, weil es dysfunktionale Überzeugungen (wie Überschätzung der Gefahr) korrigiert, die der Zwangserkrankung zugrunde liegen, indem Patienten Information präsentiert wird, die gegen diese Überzeugungen spricht. Bei der Reaktionsvermeidung erlebt der Patient eine Verminderung der Angst (Habituation) und er erlebt, dass die befürchtete Konsequenz nicht eintrifft. Diese Evidenz wird verarbeitet und ins System der Überzeugungen übernommen. Die Zwangshandlungen werden somit hinfällig, da überflüssig.

Der Effekt der Selbstwirksamkeit meint, dass Zwangspatienten die Ängste bewältigen, ohne dass sie sich auf Vermeidung oder Sicherheitsverhalten berufen müssen.

Kognitive Therapie für Zwangsstörungen

Die Komorbidität von Zwangserkrankungen und Depressionen wurde extensiv beforscht. Studien in klinischen Populationen zeigen, dass 30-43 % der Zwangspatienten komorbid an einer majoren depressiven Störung leiden (Rasmussen, 1986). Das gleichzeitige Auftreten von majorer Depression bei Zwangspatienten war verbunden mit der Chronizität und der Schwere der Zwangssymptome, schlechterem Ansprechen auf Behandlungen und einer schlechteren Prognose. Zusätzlich hatten Zwangspatienten mit komorbider unipolarer majorer Depression mehr Suizidversuche und Hospitalisationen, erhöhte Komorbidität mit generalisierter Angststörung verglichen mit nichtdepressiven Zwangspatienten. Es gibt relativ wenige Studien zu der Komorbidität von Zwangsstörungen und bipolarer I/II Störung. Aus den wenigen Studien sind Komorbiditätsraten von 2,7-17,7 % bekannt. Eine Studie fand, dass Zwangspatienten mit komorbid bipolarer Störung häufiger unter religiosen und sexuellen Zwangsinhalten leiden und weniger häufig an Kontrollzwängen. Diese Autoren schlagen vor, dass die bipolare Störung bei der Diagnose, dem Verlauf und Behandlungsempfehlungen Priorität haben sollte, wenn sie komorbid mit Zwangsstörungen auftritt. Starke Evidenz für die hohe Prävalenz von Zwangsstörungen und unipolarer/bipolarer Depression kommt ebenfalls aus der Komorbiditäts-Studie. Gemäß dieser Studie erhöhen sich Lebenszeitprävalenz von Suizidalität und Panikstörung signifikant bei Vorhandensein gleichzeitiger Zwangserkrankung.

3.4. Posttraumatische Belastungsstörung und Depression

Diese Störung unterscheidet sich von den anderen Angststörungen dadurch, dass sie durch eine traumatische Erfahrung ausgelöst wird. Die Symptome stehen in direktem Zusammenhang mit der traumatischen Erfahrung und sind als Reaktion darauf zu verstehen. Symptome der posttraumatischen Belastungsstörung (*post-traumatic stress disorder*, PTSD) sind das Wiedererleben des traumatischen Erlebnisses in sogenannten Flashbacks oder in Träumen, dies mit dem gleichzeitigen und andauernden Gefühl des Betäubtseins, der emotionalen Stumpfheit, Gleichgültigkeit gegenüber anderen Menschen, Teilnahmslosigkeit der Umgebung gegenüber, Anhedonie sowie Vermeidung von Aktivitäten und/oder Situationen, die Erinnerungen an das Trauma auslösen könnten. Zusätzlich befinden sich Patienten in einem Zustand vegetativer Übererregtheit mit Vigilanzsteigerung, sie sind übermäßig schreckhaft und leiden unter Schlaflosigkeit. Gemäß ICD-10 darf die Diagnose nur dann gestellt werden, wenn die Symptome innerhalb von 6 Monaten nach dem traumatisierenden Ereignis aufgetreten sind. Später aufgetretene und chronifizierte Folgen von extremen Belastungen, werden als "andauernde Persönlichkeitsänderung nach Extrembelastung" diagnostiziert. Gemäß DSM-IV müssen die Symptome während mindestens einem Monat persistieren. Studien zur Prävalenz fokussierten bisher vor allem auf Überlebende von Traumen wie Krieg oder Naturkatastrophen. Erst in den letzten Dekaden wurden auch Studien durchgeführt, die die Ausprägung und den Einfluss von posttraumatischer Belastung in der Allgemeinbevölkerung erheben.

A	Die Person war einer traumatischen Situation ausgesetzt, in der die folgenden 2 Bedingungen erfüllt waren: 1) Die Person war Zeuge oder selbst von einem oder mehreren Ereignissen betroffen, bei dem/denen ein tatsächlicher oder drohender Tod, eine schwere Verletzung oder Bedrohung vorkam 2) Die Person reagierte mit massiver Angst, Hilflosigkeit oder Entsetzen
B	Das traumatische Ereignis wird auf mindestens eine der folgenden Arten ständig wiedererlebt: 1) Wiederkehrende und sich aufdrängende belastende Erinnerungen 2) Wiederkehrende stark belastende Träume von dem Ereignis 3) Handeln oder Fühlen, als ob das traumatische Ereignis wiedergekehrt wäre 4) Intensives psychisches Leiden bei Konfrontation mit internen oder externen Reizen, die einen Aspekt des traumatischen Ereignisses symbolisieren oder diesem ähnlich sind 5) Körperliche Reaktionen bei Konfrontation mit internen oder externen Reizen, die einen Aspekt des traumatischen Ereignisses symbolisieren oder diesem ähnlich sind
C	Anhaltende Vermeidung von Reizen, die in Verbindung mit dem Trauma stehen, und eine Einschränkung der allgemeinen Reagibilität (mind. 3 der folgenden Merkmale): 1) Vermeidung von Gedanken, Gefühlen oder Gesprächen, die mit dem Trauma in Verbindung stehen 2) Vermeidung von Aktivitäten, Orten oder Menschen, die eine Erinnerung an das Trauma wachrufen könnten 3) Unfähigkeit, wichtige Aspekte des Traumas wiederzugeben 4) Deutlich vermindertes Interesse oder verminderte Teilnahme an wichtigen Aktivitäten 5) Gefühl der Isolierung oder Entfremdung von anderen 6) Eingeschränkter Affekt 7) Fehlen einer Zukunftsperspektive
D	2 oder mehr anhaltende Symptome eines gesteigerten Erregungsniveaus: 1) Einschlaf- oder Durchschlafstörungen 2) Reizbarkeit oder Wutausbrüche 3) Konzentrationsschwierigkeiten 4) übersteigerte Vigilanz 5) übersteigerte Schreckreaktion
E	Die Störung (Kriterien B, C und D) besteht länger als seit 1 Monat
F	Die Störung bewirkt ein klinisch bedeutsames Leiden oder Beeinträchtigungen in sozialen, beruflichen oder anderen wichtigen Lebensbereichen

Tab. 3.5: Kriterien der Posttraumatischen Belastungsstörung (DSM-IV). Kriterien A-F müssen erfüllt sein.

In einer frühen Studie wurden Lebenszeitprävalenzen der PTSD zwischen 1-1,3 % berichtet, eine spätere Studie fand 10,4-12,3 % bei Frauen und 5-6 % bei Männern. Neuere Studien gehen von einer Lebenszeitprävalenz zwischen 5-10 % aus, die gefundenen Raten variieren in Abhängigkeit der untersuchten Population, der eingesetzten Erhebungsmethode und der zugrunde liegenden Diagnosekriterien, die bei DSM zu tieferen Raten führt als bei ICD. Die PTSD ist weit verbreitet, dies zeigt, dass traumatische, auslösende Erlebnisse häufig sind. In der NCS berichteten 61 Prozent der Männer und 51 Prozent der Frauen über mindestens ein traumatisches Erlebnis, wobei Männer häufiger physische Attacken, Kampferfahrung, Bedrohung mit einer Waffe und Kidnapping berichten, Frauen andererseits häufiger Vergewaltigung, sexuelle Übergriffe, Vernachlässigung oder körperlichen Missbrauch in der Kindheit. Frauen leiden häufiger an einer PTSD als Männer. Die Beziehung zwischen einem traumatischen Erlebnis und dem Entwickeln einer Posttraumatischen Belastungsstörung ist komplex, und Männer und Frauen unterscheiden sich in der Art der durchlebten Traumen und in der Art, mit diesen umzugehen. So führen Körperverletzung und Gewalttätigkeit bei Frauen eher zu einer PTSD als bei Männern. Die Art des Traumas und allgemeine Bedingungen - wie Vorhersehbarkeit, Kontrollmöglichkeiten und Intensität des Traumas - bedingen den Schweregrad der nachfolgenden PTSD.

Einflussfaktoren

Gemeindebasierte Studien zeigen, dass zwei Drittel der Menschen, die einem traumatischen Erlebnis ausgesetzt waren, zwar akut auf den Stress reagieren, jedoch keine pathologische Folgeerscheinung entwickeln. Bei dem übrigen Drittel zeigt sich nach 3 Monaten das Vollbild einer PTSD, oft begleitet von einer majoren Depression (5-30 %). Litten Patienten schon vor der traumatischen Erfahrung an einer Angststörung oder an einer majoren Depression, erhöht sich das Risiko für die Entwicklung einer PTSD, umgekehrt kann aber auch die Entwicklung einer majoren Depression oder einer Angststörung Folge eines traumatischen Erlebnisses sein. Warum manche Patienten eine PTSD entwickeln, andere aber eine andere psychische Erkrankung, scheint mitbedingt durch Vulnerabilitäts- sowie protektive Faktoren, die in der Übergangsphase nach der akuten Stressreaktion greifen. In dieser kritischen Phase stagnieren manche Patienten, bei anderen kommt es zu progressiver Dysregulation.

Traumaexposition gefährdet immer die eigene physische Gesundheit, unabhängig davon, ob eine PTSD nach der akuten Stressreaktion ausgebildet wird oder nicht. Eine erste Exposition mit einem Trauma modifiziert die Vulnerabilität, Traumaopfer entwickeln mit höherer Wahrscheinlichkeit eine klinisch signifikante Folgeerkrankung nach einer erneuten Traumatisierung, vor allem, wenn als Reaktion auf die erste traumatische Erfahrung ein Gefühl eines Kontrollverlusts oder eines persönlichen Versagens involviert war. Patienten mit einer PTSD erleben typischerweise mehrere Episoden nach erneuter Traumaexposition. Die durchschnittliche Dauer einer Episode liegt bei 7 Jahren, d.h. diese Patienten verbringen einen großen Teil ihres Lebens mit den Symptomen der PTSD. Ob Menschen nach einem traumatischen Erlebnis eine PTSD ausbilden oder nicht, hängt von trauma- und individuumsbezogenen Faktoren ab.

Spezifische Traumen gehen mit einem unterschiedlichen Grad an Stressinduktion und einer unterschiedlich hohen Wahrscheinlichkeit für das Ausbilden einer PTSD einher. So ist beispielsweise die traumatische Erfahrung einer Vergewaltigung mit einer höheren Wahrscheinlichkeit für PTSD verbunden als andere Gewalttätigkeiten oder Naturkatastrophen. Weiter sind wichtige prädiktive Faktoren das Vorhandensein von interpersoneller Gewalt, Schweregrad des Traumas, Chronizität des traumatischen Erlebnisses, ob Todesangst erlebt wurde und am wichtigsten, ob die Genesung in einer Umgebung mit sekundären Stressoren, wie Schmerzen, Stress am Arbeitsplatz, Umzug oder Scham gelingen soll. Individuumsbezogene Faktoren zeigen sich in einer hohen Korrelation zwischen der vom Individuum während des Traumas wahrgenommenen Gefahr und der Wahrscheinlichkeit, eine PTSD zu entwickeln. Vorhergehende Traumaexposition sowie die Familiengeschichte psychischer Krankheiten, hier vor allem Depressionen, steigern die Wahrscheinlichkeit, eine PTSD zu entwickeln. Die Intensität der initialen Reaktion auf die traumatische Erfahrung ist ein wichtiger Prädiktor für die Chronizität. Eine intensive emotionale Reaktion wird meist in den ersten beiden Wochen nach einer Traumatisierung gesehen, hier ist psychosoziale Unterstützung sehr wichtig. Schlafstörungen und Angstsymptome sollten während dieser Periode besser werden. Wenn die akute Stressreaktion in dieser Zeit nicht besser wird, sollte mit der Behandlung begonnen werden.

Die biologische Basis der PTSD unterscheidet sich von der der Depression oder einer anderen Stressreaktion. Bei der PTSD scheint das Gamma-Amino-Buttersäure/Glutamat System involviert zu sein und indirekte Evidenz lässt darauf schließen, dass Serotonin und Norepinephrin involviert sind. Die negative Hemmungsrückkoppelung des Cortisol ist bei der PTSD erhöht, dies führt zu einer erhöhten Suppression von Cortisol als Reaktion auf niedrige Dosen Dexamethason, gegenteilig zu den Beobachtungen bei Depressionen. Das hippocampale Volumen kann zudem verringert sein. Der vermeintliche Angstkreislauf involviert bei dieser Störung die Amygdala, den Hippocampus, Kortex und die periaquäduktale graue Area.

Der Verlauf der PTSD, wenn sie ausgebildet ist, ist chronisch oder rezidivierend, spontane Remission ist äußerst selten. Im Umgang mit PTSD sind vor allem drei Aspekte wichtig: Psychoedukation, psychosoziale Unterstützung und/oder psychopharmakologische Behandlung. Die akute, frühe Stressreaktion kann meist durch unverzügliche Aufklärung über das mögliche Auftreten von Angst, Depression, Erregbarkeit, Alpträumen und sogar Flashbacks als Teil einer normalen Reaktion auf den erlebten Stress reduziert werden. In dieser Phase ist die aktive Verarbeitung in Gesprächen mit Freunden und das Teilen der Gefühle mit Menschen, denen sie vertrauen, sehr wichtig. Sollten zwei Wochen nach Traumatisierung die Symptome unvermindert fortbestehen, sollte mit der Behandlung begonnen werden.

Psychotherapie

Kognitiv-verhaltenstherapeutische Behandlungen sind bei PTSD sehr wirksam. Komponenten dieser Behandlung sind Traumaexposition, Stressimpfungstraining und kognitive Therapie. Expositionstherapie bedeutet, sich der Erinnerung an die traumatische Erfahrung wiederholt auszusetzen. Diese Behandlung ist sehr effektiv, oft wird schon nach 9-12 Sitzungen eine Verbesserung erreicht. Grundlegende Voraussetzung für die Expositionstherapie und die kognitiven Strategien sind eine vertrauensvolle Beziehung zwischen Therapeut und Patient. Die Abbruchrate liegt bei 20 %, dies entspricht der Abbruchrate von anderen Angststörungen.

Pharmakotherapie

Pharmakologisch sollten Patienten mit PTSD vorzugsweise mit SSRIs behandelt werden. Klinische Studien zeigen, dass deren Wirkspektrum am besten zur Symptomreduktion und Verbesserung der Funktionalität und Stresstoleranz geeignet ist, und sie behandeln komorbide Depression und Angststörungen mit. Kontrollierte Studien zeigen ebenfalls gute Wirksamkeit der TCAs Amitriptylin und Imipramin, nicht aber von Desipramin. Die Wirksamkeit der "extended release" Form von Venlafaxin konnte kürzlich bei der Indikation PTSD klar belegt werden (Davidson, 2006). Auch für MAOs (Phenelzin) lässt sich klinische Evidenz finden, und vielversprechende erste Ergebnisse zeigen sich auch für Antikonvulsiva (Carbamazepin, Valproat, Lamotrigin). Es gibt keine Studie, die die Wirksamkeit von Benzodiazepinen bei PTSD zeigen würde. Im Gegenteil, es findet sich eher Evidenz, dass der klinische Zustand der Patienten sich eher verschlechtert, wenn sie mit Benzodiazepinen behandelt werden, durch Beeinträchtigungen beim Lernen in klinischen Situationen und störende Entzugserscheinungen. Sogar im Rahmen der möglichen akut auftretenden Schlafstörungen nach traumatischen Erlebnissen sollten keine Benzodiazepine eingesetzt werden, sondern eher nicht-benzodiazepine Hypnotika. Ebenfalls wird von TCAs abgeraten, da diese zu Tagesschläfrigkeit führen und Reaktionszeiten vermindern können.

Medikamente, auch wenn es eindeutige Auslöser gibt und ein Trauma oder Konflikt die Ursache war?

Antidepressive Medikamente bessern nach einer Überprüfung der Studienlage (*The Cochrane Library*, Issue 2, 2001) eindeutig die Symptome einer posttraumatischen Belastungsstörung. Die meisten Daten liegen hier zu Serotonin-Wiederaufnahme-Hemmern (SSRI) vor. Für einige Antidepressiva gibt es negative Studien (Phenelzin, Brofaromin, Desipramin (damit möglicherweise auch Edronax und andere noradrenerge Medikamente), Alprazolam und Inositol). Offene Fragen bleiben dahingehend, wie lange hier behandelt werden soll, in welcher Dosis und wie sich Psychotherapie und Medikamente bei dieser Indikation ergänzen. Ob für spezielle Untergruppen (Kinder, alte Menschen) jeweils dieselbe Aussage gilt und ob eine prophylaktische Wirkung vorhanden ist, bleibt ebenfalls offen. Möglicherweise setzt hier die Wirkung erst nach 8 bis 12 Wochen ein. Benzodiazepine scheinen im Gegensatz zu Antidepressiva den Effekt der Psychotherapie bei dieser Indikation abzuschwächen. Selbiges gilt auch für eine Dysthymia (reaktive oder neurotische Depression). Nach Durchsicht von 15 qualitativ ausreichenden Untersuchungen zeigte sich auch dort ein Effekt der antidepressiven Medikation, es ergaben sich aber keine Unterschiede zwischen den verschiedenen Medikamentengruppen wie Trizyklika (TCA), Selektive Serotonin-Wiederaufnahme-Hemmer (SSRI), Monoamino-Oxidase (MAO)-Hemmern und anderen Medikamenten (Sulpirid, Amineptin und Ritanserin).

3.5. Generalisierte Angststörung

Die Generalisierte Angststörung (GAD) ist in der klinischen Praxis sehr häufig. Hauptsymptom ist eine generalisierte und anhaltende Angst, die nicht auf eine bestimmte Situation beschränkt oder besonders betont ist, sondern frei flottierend. Die Angst ist unrealistisch oder exzessiv und begleitet von motorischer Anspannung, autonomer Hyperaktivität, erhöhter Vigilanz und der Erwartung des

Schlimmsten. Diese ängstliche Stimmung muss für mindestens einen Monat anhalten. Die Diagnose darf nicht vergeben werden, wenn die Kriterien für eine Phobie, eine Panikstörung oder eine Zwangsstörung erfüllt sind. Ebenso dürfen die Ängste nicht durch eine physische oder mentale Erkrankung wie Hyperthyreoidismus, Depression oder Schizophrenie erklärbar sein. Die Angst muss klinisch signifikantes Leid oder funktionelle Beeinträchtigungen verursachen.

A	Übermäßige Angst und Sorgen bezüglich einer Reihe von Ereignissen oder Aktivitäten, und zwar über mindestens 1 Monat an mehr als 50 % der Tage
B	Es wird als schwierig empfunden, die Sorgen unter Kontrolle zu bekommen
C	Die Ängstlichkeit und die Sorge treten zusammen mit mindestens 3 der folgenden Merkmale auf: 1) Ruhelosigkeit, Angespanntheit oder Nervosität 2) Leichte Ermüdbarkeit 3) Konzentrationsschwierigkeiten oder Blackouts aufgrund der Angst 4) Reizbarkeit 5) Muskelverspannungen 6) Schlafstörungen
D	Die Symptome treten nicht nur im Rahmen einer anderen Achse-I Störung auf
E	Die Angst, die Sorgen und die körperlichen Beschwerden verursachen klinisch bedeutsames Leiden oder Beeinträchtigungen in sozialen, beruflichen oder anderen wichtigen Lebensbereichen
F	Die Angst und Sorgen sind nicht direkte physiologische Folge einer Substanz oder eines allgemeinen medizinischen Krankheitsfaktors

Tab. 3.6: Kriterien der Generalisierten Angststörung (DSM-IV). Kriterien A-F müssen erfüllt sein.

Lebenszeitprävalenzen liegen zwischen 4-6 %, wobei Frauen signifikant häufiger erkranken als Männer. Die NCS Studie fand, dass folgende Faktoren das Risiko erhöhen, an einer generalisierten Angststörung zu erkranken: Alter über 25 Jahre, geschieden, arbeitslos, Hausfrau. Der Beginn der GAD unterscheidet sich insofern von anderen Angststörungen, als dass nur wenige Fälle vor dem 25. Lebensjahr beginnen; der höchste Anstieg der Inzidenz findet sich zwischen dem 35.-45. Lebensjahr. GAD ist zudem die am häufigsten diagnostizierte Angststörung im höheren Alter. Der Verlauf der GAD ist meist phasenhaft, mit Perioden von Verschlimmerung, aber auch Remission. Die Rate von Spontanremission liegt zwischen 20-25 %. Bei anderen Angststörungen treten komorbide Störungen meist erst nach einer gewissen Latenz auf, bei der GAD ist es so, dass bei zirka 50 % der Fälle eine Phobie, soziale Phobie, Panikstörung oder Agoraphobie der GAD vorausgehen, bei 50 % oder mehr ist majore Depression, Dysthymie und Alkoholabhängigkeit sekundär zur GAD. Obwohl GAD kein Risikofaktor für die Entwicklung einer Depression ist, steigt die Anzahl und die Dauer von depressiven Episoden bei einer GAD in der Vorgeschichte, d.h. GAD ist ein Risikofaktor für längere depressive Episoden und einer geringeren Wahrscheinlichkeit für Remission.

Auch Patienten mit GAD nutzen häufig das Angebot in medizinischen Einrichtungen. Ungefähr ein Drittel der GAD Patienten suchen medizinische Hilfe für deren Symptome, meist bei den Hausärzten. Am häufigsten suchen Frauen und unter 45-Jährige Rat. Die Last durch GAD erhöht sich bei Komorbidität. Komorbidität steigert die Inanspruchnahme von Hilfe um mehr als 50 %. Hospitalisationen sind häufiger bei diesen Patienten, hier vor allem in Notfallaufnahmen und in der Inneren Medizin. Meist werden Gastroenterologen von Patienten mit GAD aufgesucht, weshalb daran gedacht werden muss, dass über 50 % der Patienten mit Reizdarmsyndrom auch an GAD leiden. Wie bei anderen Angststörungen tritt Komorbidität häufig und charakteristischerweise im Verlauf einer GAD auf. Ungefähr 80 % der Patienten mit einer Geschichte von GAD leiden an einer komorbiden Störung der Stimmung während ihres Lebens. Depression ist eine der häufigsten und wichtigsten komorbiden Erkrankungen zur GAD. Nicht weniger als 80 % der Patienten mit GAD zeigen Symptome einer Depression, und wenn die Depression zusammen mit der GAD auftritt, sinkt die Arbeitsfähigkeit und verschlechtert sich die Prognose.

Psychotherapie

Kognitive Verhaltenstherapie ist gegenwärtig die einzige konsistente und empirisch validierte Form der Psychotherapie bei GAD. Expositionstherapie ist bei GAD gewöhnlich nicht hilfreich, nur wenn eine gefürchtete Situation mit der GAD in Zusammenhang steht, kann eine Exposition in sensu oder in vivo Teil der Behandlung werden.

Pharmakotherapie

Pharmakologisch sind bisher vier Klassen von Medikamenten empirisch untersucht: Benzodiazepine, Buspiron, Hydroxyzin und Antidepressiva. Es gibt nur wenige kontrollierte Daten, die die Wirksamkeit von Neuroleptika bei GAD stützen. Neuroleptika werden verschrieben, um den Einsatz von Benzodiazepinen zu vermeiden. Dies ist nur bedingt sinnvoll, da es keine wirklich gute klinische Evidenz für den Einsatz von Neuroleptika bei GAD gibt und deren Einsatz das Risiko der tardiven Dyskinesien auch in geringer Dosierung birgt. Benzodiazepine werden oftmals zur Angstbehandlung verabreicht, sie sind aber nicht angebracht als Hauptbehandlung der GAD, da diese Erkrankung eine chronische Erkrankung ist, die auch entsprechende Langzeitbehandlung braucht. GAD tritt oft komorbid mit Depression auf, hier ist der Einsatz von Benzodiazepinen nicht wünschenswert. Bei einer Komorbidität mit anderen Angststörungen, inklusive Panikstörung, soziale Angststörung und Zwangsstörung ist der Einsatz von Benzodiazepinen nicht erste Wahl. Benzodiazepine sind ein Problem in der Langzeitbehandlung und bei Patienten mit Drogen- oder Alkoholmissbrauch in der Vergangenheit. Die einzige Indikation für den Gebrauch von Benzodiazepinen als Medikation erster Wahl sind akute Angstreaktionen, die sich von einer GAD unterscheiden, und wo der schnelle Wirkeintritt der Benzodiazepine zur kurzfristigen Beendigung der Symptome gewünscht ist. Benzodiazepine sind sinnvoll und angebracht für den sporadischen oder episodischen Einsatz als adjuvante Therapie bei akuter Verschlimmerung der GAD oder bei Schlafschwierigkeiten während der Eindosierphase der antidepressiven Therapie. In letzterem Fall sollte die antidepressive Medikation bei den GAD Patienten während mindestens vier Wochen stabil sein, bevor die Benzodiazepine während 4-8 Wochen ausgeschlichen werden.

In den meisten Studien zu Buspiron kann eine Wirksamkeit bei GAD nachgewiesen werden. Jedoch hat Buspiron keinen Effekt auf komorbide Störungen, deshalb ist von einer Behandlung erster Wahl mit Buspiron bei der GAD eher abzuraten.

Wachsende Evidenz lässt sich dafür finden, dass Antidepressiva in der Behandlung von GAD wirksam sind, mit speziellem Effekt auf psychische Symptome. Wichtige Vorteile der SSRIs sind deren erprobte Wirksamkeit bei Depressionen und Angststörungen, die häufig bei GAD auftreten (Panikstörung, soziale Angststörung oder Zwangsstörung), obwohl die Wirksamkeit von trizyklischen Antidepressiva wie Imipramin und Clomipramin auch bei Störungen wie Panik- und Zwangsstörung gezeigt werden konnte. Es gibt noch keine Studien zur Wirksamkeit von SSRIs bei komorbider GAD. Auf der Grundlage der gegenwärtigen Evidenz sind SSRIs, SNRIs (z.B. Venlafaxin) oder nichtsedierende trizyklische Antidepressiva die Behandlungen erster Wahl bei GAD. Bei Patienten mit einem langwierigen Verlauf oder mit mehreren Komorbiditäten und gesteigertem Suizidrisiko ist ein SSRI oder SNRI eher indiziert. Wegen der Sicherheit, guten Tolerabilität und Wirksamkeit scheint bei GAD als chronisch verlaufender Krankheit der Einsatz von Antidepressiva angebracht.

Venlafaxin zeigte sich in einer 28 Wochen dauernden Studie an Patienten mit generalisierten Angststörungen als wirksam. Im Verlauf kam es nach etwa 10 Tagen bis zur 28. Woche zu einem zunehmenden Effekt. Bereits ab 75 mg war ein angstlösender Effekt zu verzeichnen, wobei manche Patienten bis zu 225 mg für einen optimalen Effekt benötigten (Gelenberg AJ, 2000). Dass längerfristige Erhaltungstherapien bei dieser Störung am ehesten über ein Jahr erforderlich sind, ist unzweifelhaft. Viele Akuttherapien werden nach vier bis 12 Wochen beendet, bis dahin ist meist nicht der volle Effekt eines Antidepressivums erreicht. Bei sofortigem Absetzen in diesem Zeitraum werden Rückfallraten bis 80 % beschrieben. Neben Venlafaxin sind auch die Serotonin- Wiederaufnahmehemmer bei generalisierten Angststörungen unzweifelhaft wirksam. Paroxetin ist hierfür auch in Deutschland zugelassen. Nichts spricht gegen eine Wirksamkeit auch der anderen Vertreter dieser Substanzgruppe. Ähnlich wie bei der Behandlung von Panikstörungen haben Anxiolytika (z.B. Benzodiazepine) hier hauptsächlich einen Stellenwert in der Akut- oder Anfangsbehandlung. Bei quasi sofortigem Wirkungseintritt kann insbesondere bei schweren Störungen damit die Zeit, bis ein Therapieeffekt sowohl in der Psychotherapie als auch in der medikamentösen Behandlung eintritt, verkürzt werden. Gegen eine Dauertherapie spricht auch hier das Abhängigkeitsrisiko.

Neuere Antiepileptika wie Gabapentin und Pregabalin haben in Studien eine Wirksamkeit bei generalisierten Angststörungen gezeigt, allerdings ist es noch zu früh, ihren generellen Wert in der klinischen Angsttherapie zu beurteilen.

Therapie

4. Therapie

4.1. Pharmakologische Behandlung von Angststörungen

Bei Angststörungen werden Anxiolytika, aber auch Antidepressiva erfolgreich eingesetzt. In der Behandlung von mittelschweren bis schweren depressiven Episoden sind Antidepressiva erste Wahl. Oft ist auch bei leichteren depressiven Episoden der Einsatz von Antidepressiva indiziert. Medikamente aus unterschiedlichen therapeutischen Wirkklassen sind zur Behandlung von komorbider Angst und Depression einsetzbar.

4.1.1. Benzodiazepine

Nach der Einführung in den 1960ern ersetzten die Benzodiazepine in der pharmakologischen Behandlung von Angststörungen rasch herkömmliche Präparate wie Barbiturate oder Meprobamate. Benzodiazepine gewannen enorm an Popularität und waren in den 1970ern die meistverschriebenen psychotropen Substanzen (Balter, 1974). Die Verbreitung ging einher mit der Sorge über das Missbrauchs- und Abhängigkeitspotential der Substanz. Trotz der Suchtproblematik werden Benzodiazepine auch heute häufig verschrieben, bei vielen Patienten sicher und wirksam und ohne Abhängigkeit. Jedoch birgt nicht nur die körperliche Abhängigkeit gewisse Risiken, sondern gerade bei Angstpatienten auch die psychische Abhängigkeit, so dass beim Absetzen Angstzustände wieder auftreten können. Benzodiazepine sind aber auch ohne klare Abhängigkeitssymptome schwieriger abzusetzen als andere Anxiolytika. Heute sind Benzodiazepine dank anderen wirksamen Behandlungsmöglichkeiten bei Angststörungen nicht mehr die Behandlung erster Wahl.

Pharmakologie

Benzodiazepine haben angstlösende, sedierende und muskelrelaxierende Effekte. Die Wirkung setzt 20-60 Minuten nach Einnahme ein. Der Einsatz von Benzodiazepinen ist dann sinnvoll, wenn eine schnelle Kontrolle über spezifische Symptome wie Schlafschwierigkeiten erreicht werden soll, und in Notfallsituationen; in der Behandlung von Depressionen sind Benzodiazepine nicht wirksam (Nutt, 2000).

Benzodiazepine wirken im Zentralen Nervensystem (ZNS) durch die Erhöhung der Aktivität des wichtigsten hemmenden Neurotransmitters γ-Aminobuttersäure (GABA). Die Aktivität von GABA wird durch die zwei Rezeptor-Subtypen (GABAA und GABAB) im ZNS vermittelt. Der GABAA-Rezeptor ist ein ligandengesteuerter Chloridionen-Kanal (ionotrop), der sich öffnet und ein inhibitorisches Signal auslöst, sobald GABA an ihn bindet (Mamalaki, 1987). Der GABAB-Rezeptor gehört zu den G-Protein-gekoppelten Rezeptoren (metabotrop). Er vermittelt eine erhöhte Offenwahrscheinlichkeit von Kaliumionen-Kanälen. Dies führt zur Hyperpolarisation der Zellmembran. Weiterhin wird die Offenwahrscheinlichkeit für Calcium-Kanäle vermindert. Dieser Effekt macht sich hauptsächlich präsynaptisch bemerkbar, hier wird die Transmitter-Ausschüttung gehemmt.

Benzodiazepine werden nach oraler Gabe in der Regel gut absorbiert, wobei der Wirkungseintritt von der Absorptionsrate verzögert wird, wenn die Blut-Hirn-Schranke sehr schnell passiert wird (Greenblatt, 1983; Greenblatt, 1983). Nach intravenöser Gabe tritt deshalb die Wirkung schon nach 15-30 Sekunden bis zu einigen Minuten ein (Arendt, 1983), oral eingenommen hängt der Wirkungseintritt von der Löslichkeit ab, die, obwohl alle Benzodiazepine hohe Lipophilizität haben, unterschiedlich zwischen den einzelnen Präparaten ist. Deswegen wird die höchste Plasmakonzentration nach 0,5-1 h bei den Benzodiazepinen mit der höchsten Löslichkeit erreicht, bei anderen erst nach einigen Stunden (Shader, 1984).

Schnell absorbierende Benzodiazepine sind sinnvoll, wenn schnelle therapeutische Effekte wünschenswert sind, andererseits kann das schnelle Einsetzen der Wirkung als ein unliebsames Gefühl von Benommenheit oder Kontrollverlust empfunden werden, weswegen Patienten die Benzodiazepine mit dem langsameren Wirkungsbeginn bevorzugen können (Greenblatt, 1983; Greenblatt, 1983). Bezüglich des verstärkenden Effekts der Wirklatenz als potentielle Determinante für das Abhängigkeitspotential ist die Datenlage nicht eindeutig (Busto, 1989; de Wit, 1991), jedoch könnten langsamer absorbierte Substanzen Vorteile bieten, sollte eine Abhängigkeit befürchtet werden.

Benzodiazepine werden oft nach ihrer Halbwertszeit klassifiziert, diese darf aber nicht mit der Wirkungsdauer verwechselt werden. Bei einzelnen oder kurzen Gaben (wie beispielsweise bei akuten Angstzuständen) ist die Wirkungszeit der Benzodiazepine stark von der Lipidlöslichkeit abhängig, die ihrerseits die Verbreitung im Gewebe beeinflusst. Absorption und der Übertritt der Blut-Hirn-Schranke sind schneller für hoch lipophilische Substanzen, diese haben aber gleichzeitig eine schnellere Abbaurate und werden schneller vom Hirn und Blut in periphere inaktive Teile wie Fettgewebe umverteilt. Dies erklärt, weshalb Benzodiazepine mit einer längeren Halbwertszeit und einer hohen Lipophilizität wie Diazepam eine kürzere Wirkzeit als Substanzen mit einer kürzeren Halbwertszeit und einer noch höheren Lipophilizität wie etwa Lorazepam besitzen (Greenblatt, 1983; Greenblatt, 1983). Bei höherer Dosierung werden die Halbwertszeiten zu einem reliablen Index, da wiederholte Anwendung zu einer Sättigung des Fettgewebes führen, welches als Depot zur Auswaschung der Substanz und seiner aktiven Metaboliten dient.

Nebenwirkungen

Die häufigste Nebenwirkung von Benzodiazepinen ist Sedierung durch seine unspezifische hemmende Aktivität auf das ZNS (Shader, 1993; Woods, 1995a). Die Sedierung kann sich in Müdigkeit, Schläfrigkeit, Benommenheit, Konzentrationsschwierigkeiten, Apathie, Muskelschwäche, Bewegungsstörungen wie Ataxie, Schwierigkeiten mit dem Gleichgewicht oder Dysarthrie, unscharfes Sehen, Diplopie, Vertigo und anterograder Amnesie äußern. Die Nebenwirkungen sind gewöhnlich dosisabhängig und interindividuell sehr variabel. Bedingt durch pharmakokinetische Veränderungen und der Reduktion der kognitiven und motorischen Fähigkeiten, die oft Alterungsprozesse begleiten, sind diese vordergründiger bei Älteren, bei denen Benzodiazepine einen Risikofaktor für Delirium darstellen (Meagher, 2001). Meistens werden Benzodiazepine in therapeutischer Dosierung jedoch gut vertragen, und die Nebenwirkungen verschwinden nach zwei Wochen kontinuierlicher Einnahme (Shader, 1993). Dennoch zeigen Studien, dass selbst kleine Dosierungen zu einem erhöhten Sturzrisiko bei älteren Patienten führen können (Cumming, 1998; Wang, 2001) und das Risiko für Unfälle im Straßenverkehr mit der Einnahme von Benzodiazepinen steigt (Barbone, 1998). Paradoxe Effekte von Benzodiazepinen (Anstieg der Angst) wurden vereinzelt beschrieben (Rothschild, 2000). Andere, weniger häufige Nebenwirkungen von Benzodiazepinen sind Gewichtszunahme, Hautausschlag, Übelkeit, Kopfschmerzen, sexuelle Dysfunktionen sowie menstruelle Unregelmäßigkeiten und Anovulation, hämatologische und hepatische Reaktionen (Charney, 2000).

Benzodiazepine können den Muskeltonus der oberen Atemwege lähmen und dadurch zu einer Atemdepression durch Abstumpfung der Weckreaktion durch Hyperkapnie führen. In gesunden Erwachsenen und in therapeutischer Dosierung ist diese Nebenwirkung nicht klinisch relevant, aber bei Patienten mit chronisch obstruktiven Atemstörungen oder obstruktiver Schlafapnoe ist Vorsicht geboten (George, 2000).

Das Problem der Abhängigkeit von Benzodiazepinen ist kontrovers. Einerseits konnte gezeigt werden, dass die chronische Einnahme einer therapeutischen Dosis zu einem klassischen Abhängigkeitssyndrom führen kann (Woods, 1995a), andererseits kommen bei Patienten, die Benzodiazepine für relativ kurze Perioden einnehmen, kaum Absetzschwierigkeiten vor (Mellinger, 1984; Fiorio, 1990). Unter Berücksichtigung gewisser Kriterien kommen Benzodiazepinabhängigkeiten bei psychiatrischen Patienten ziemlich selten vor (Fleischhacker, 1986; Rifkin, 1989). Allerdings ist die Prävalenz bei Alkohol- oder Substanzabhängigen massiv erhöht. Nach dem Absetzen kann es zu verschiedenen Symptomen kommen, die nicht alle zwangsläufig von einer Abhängigkeit herrühren. Es ist wichtig, bei den auftretenden Symptomen zwischen Wiederauftreten der Störung, Rebound oder Entzug zu unterscheiden (Shader, 1993; Schweizer, 1998). Diese Syndrome überlappen sich oft und sind dann schwierig zu unterscheiden. Trotzdem haben sie unterschiedliche theoretische Implikationen, denn nur Entzugssymptome bezeichnen klar das Vorhandensein einer körperlichen Abhängigkeit.

Probleme beim Absetzen

Ein Wiederauftreten der Symptome wie vor der Gabe von Benzodiazepinen zeigt das Weiterbestehen der Erkrankung an. Obwohl die Symptome bei allen angstlösenden Medikationen nach Absetzen wieder auftreten können, scheint diese Gefahr doch bei Benzodiazepinen besonders hoch (Ballenger, 2001).

Ein Rebound ist charakterisiert durch die Rückkehr ähnlicher oder gleicher Angstsymptome wie vor der Behandlung mit Benzodiazepinen, aber mit wesentlich höherer Intensität. Obwohl dieses Phänomen nicht nur bei Benzodiazepinen beobachtet wird, scheint es doch hier nach Absetzen mit 15-30 % besonders häufig (Schweizer, 1998). Reboundeffekte wurden schon nach 4-wöchiger Therapie mit therapeutischer Dosis beobachtet, die Effekte sind mild bis moderat und verschwinden allgemein nach kurzer Zeit, sind aber oft gefolgt von einem Rückfall. Risikofaktoren für den Reboundeffekt sind, wenn bei Absetzen des Benzodiazepins eine hohe Dosis eingenommen wird, wenn die Substanz kurzzeitig wirksam ist und abrupt abgesetzt wird (Schweizer, 1998).

Benzodiazepin-Entzugssymptome sind neben vermehrter Angst und Erregbarkeit Schlafstörungen, vermehrtes Träumen, Angst, Spannungszustände, Erregung, innere Unruhe, Zittern, Schwitzen, Überempfindlichkeit gegen Lärm, Licht und Krampfanfälle. Dieses Syndrom tritt allgemein nach sechsmonatiger oder längerer Behandlung auf, obwohl es auch schon früher beobachtet werden kann.

Verschiedene Strategien wurden zur Absetzung der Benzodiazepine vorgeschlagen. Schrittweises Ausschleichen reduziert das Risiko von Absetzungssymptomen, eine Reduktion der Dosis um 25 % pro Woche ist üblich, es gibt aber auch Kliniker, die es vorziehen noch langsamer auszuschleichen (Shader, 1993)). Enge Überwachung des Zustandes des Patienten und emotionale Unterstützung sind immer empfehlenswert. Vor dem Absetzen von einem kurzzeitig auf ein längerzeitig wirksames Benzodiazepin umzusteigen scheint zudem sinnvoll (Zitman, 2001). Neben diesen generellen Maßnahmen wurden einige pharmakologische Ansätze bei Benzodiazepinentzug vorgeschlagen. Carbamazepin (Schweizer, 1991), Valproat, Trazodon (Rickels, 1999) und Imipramin (Rickels, 2000) scheinen hilfreich beim Absetzen der Benzodiazepine zu sein, allerdings haben sie keinen oder einen sehr geringen Effekt auf die Entzugssymptome. Der Nutzen von Substanzen wie Propanolol (Cantopher, 1990), Clonidin (Goodman, 1986), Alpidem (Lader, 1993), Progesteron (Schweizer, 1995), Dothiepin (Tyrer, 1996) und SSRIs (Zitman, 2001) sind beschränkt oder kontrovers diskutiert. Der Einsatz von kognitiver Verhaltenstherapie scheint auch positive Effekte auf die Absetzung der Benzodiazepine zu haben (Spiegel, 1999).

4.1.2. Antidepressiva

Antidepressiva werden überwiegend in der Behandlung von Depressionen eingesetzt, falls nötig können sie problemlos zur Langzeitbehandlung eingesetzt werden. Antidepressiva haben auch ihren festen Platz in der Behandlung von Angststörungen. Die Wirklatenz bei Antidepressiva beträgt mindestens 2 Wochen, oft dauert es 4 Wochen, bevor eine beginnende Wirksamkeit erkennbar ist. Bei Angsterkrankungen sind 4 Wochen bis zum Beginn der Wirksamkeit eher die Regel. Die Behandlung wird bei mangelnder Aufklärung des Patienten oft in den ersten ein bis zwei Wochen abgebrochen, weil der Patient zwar die anfänglichen Nebenwirkungen, aber noch keine Besserung der depressiven Symptome oder der Ängste bemerkt und deswegen an der Wirksamkeit des Medikaments zweifelt. Antidepressiva sind auch dann sinnvoll, wenn Komorbiditäten wie Depressionen vorhanden sind.

Wenn sich die Angstsymptomatik oder die depressive Symptomatik gebessert hat oder abgeklungen ist, sollte das Antidepressivum nicht sofort abgesetzt werden, es besteht sonst eine hohe Rückfallgefährdung. Insbesondere bei längerdauernden und schwereren Störungen und erfolgreichem Ansprechen auf eine medikamentöse Therapie bleiben nach Absetzen der Medikamente lediglich zwischen 30 % und 45 % der Patienten beschwerdefrei. Bei reinen Angststörungen kann ein Absetzen der antidepressiven Therapie sinnvollerweise durch eine Psychotherapie begleitet und unterstützt werden, dies ist vor allem dann indiziert, wenn der bisherige Verlauf erwarten lässt, dass die Symptomatik mit Hilfe der Psychotherapie bewältigt werden kann. Die Einnahme der Antidepressiva muss oft langsam mit steigender Dosis begonnen werden, damit die Nebenwirkungen weniger zu Tage treten. Beim Absetzen sollte man, besonders bei höheren Dosen, ebenso langsam vorgehen. Dabei ist das Vorgehen vom Antidepressivum und vom individuellen Patienten abhängig. Antidepressiva mit sehr langer Halbwertszeit können beispielsweise schneller abgesetzt werden als solche mit kurzer Halbwertszeit. Der Schweregrad der Störung vor Behandlungsbeginn gibt zusätzliche Hinweise über die Schnelligkeit des Absetzens und Ausschleichens. Häufig ist ein Misserfolg bei Antidepressiva-Therapie darauf zurückzuführen, dass das Antidepressivum nicht bis zur zulässigen Höchstdosis gesteigert wird (z.B. aufgrund von Nebenwirkungen) und dass die Wirklatenz nicht berücksichtigt wird, d.h. dass die Behandlung zu früh abgebrochen wird.

4.1.3. Selektive Serotonin- Wiederaufnahmehemmer (SSRI)

Die Rolle des Neurotransmitters Serotonin bei Angststörungen wird seit langem diskutiert. Schon relativ früh zeigte sich, dass Serotonin bei depressiven Störungen eine Rolle spielt, in den letzten Jahren fanden sich Befunde zu Angsterkrankungen, Aggressivität, Zwangsstörungen, Impulskontrollstörungen und Suizidalität. Allerdings gilt dies nur für bestimmte Regionen bzw. Regelkreise im Gehirn, die jeweils bei den genannten Erkrankungen pathophysiologisch von Bedeutung sind. Je nach Erkrankung ist die Störung des Serotoninstoffwechsels in einer anderen Hirnregion angesiedelt.

Eine Gruppe amerikanischer Forscher untersuchte genauer, was im Gehirn von Patienten mit Depressionen und Zwangsstörungen unter der Behandlung mit selektiven Serotoninwiederaufnahmehemmern passiert. Obwohl beide Gruppen von Patienten dieselbe Dosis desselben Medikamentes über den identischen Zeitraum erhielt, zeigte sich im Hirnstoffwechsel an ganz unterschiedlichen Stellen eine Reaktion. Bereits vor Verabreichung zeigte der Hirnstoffwechsel wie zu erwarten in den Patientengruppen unterschiedliche Auffälligkeiten. Patienten, die an reinen Zwangsstörungen litten, zeigten eine Verminderung des Hirnstoffwechsels im rechten Nucleus caudatus, in der rechten ventrolateralen präfrontalen Hirnrinde und in der beidseitigen orbitofrontalen Hirnrinde und im Thalamus. Ein Anschlagen der Behandlung führte bei den Patienten mit Zwangsstörungen zu einer Verminderung des striatalen Hirnstoffwechsels. Patienten mit einer Depression und Patienten, die sowohl an einer Zwangsstörung als auch an einer Depression litten, zeigten eine Verminderung des Hirnstoffwechsels in der linken ventrolateralen präfrontalen Hirnrinde und eine Steigerung des Hirnstoffwechsels im rechten Striatum. Beide Gruppen zeigten bei Ansprechen auf die Behandlung eine Zunahme des striatalen Hirnstoffwechsels. In beiden Gruppen war nur dann eine Veränderung des Hirnstoffwechsels nachweisbar, wenn auch ein Ansprechen der Symptome auf die Behandlung zu verzeichnen war (Saxena, 2002).

Der Serotoninspiegel im peripheren Blut korreliert nicht ausreichend mit den Serotoninkonzentrationen in bestimmten Hirnregionen, auch nicht der Serotoninspiegel im Liquor. Es ist deshalb nicht möglich, aus Blut- oder Serumspiegel-Bestimmungen auf psychische Probleme zu schließen. Es gibt bisher auch sonst keine Labordiagnose von Angststörungen oder Depressionen. Im Übrigen gehen wir heute davon aus, dass nicht die Störung eines einzelnen Neurotransmitters für die Erkrankung verantwortlich ist, sondern vielmehr das Gleichgewicht verschiedener Neurotransmittersysteme (z.B. Noradrenalin, Dopamin, Acetylcholin etc.). Die Korrelation zwischen biochemischen Auffälligkeiten und klinischer Symptomatik ist sowieso nie vollständig, da immer noch weitere Faktoren (psychologisch, sozial) eine Rolle spielen. Auch Erlebnisse beeinflussen eindeutig den Hirnstoffwechsel und den Serotoninstoffwechsel im Besonderen. PET-Untersuchungen zeigen eindeutig, dass beispielsweise auch Psychotherapie, wenn sie hilft, den Hirnstoffwechsel verändert, dort insbesondere bei Depressionen und Angststörungen auch den Serotoninstoffwechsel normalisiert. Die Bestimmung von zentralen Serotoninkonzentrationen ist nur mit bestimmten bildgebenden Verfahren (z.B. PET) einigermaßen zuverlässig möglich. Diese Untersuchung spielt aber bisher nur in der Forschung eine Rolle.

Die Kenntnis über den Serotoninstoffwechsel hat zur Entwicklung von selektiven Serotonin-Wiederaufnahme-Hemmern (SSRI) geführt, die heute einen wesentlichen Teil der Therapie von Depressionen, Angst- und Zwangserkrankungen darstellen. So einfach sind die Erklärungsmodelle beim Gehirn also nicht: Serotonin ist keine Substanz, der ganz bestimmte Funktionen zugeschrieben werden können, sondern es bindet an mehrere verschiedene Rezeptorsubtypen, die je nach Typ, aber auch Lokalisation, unterschiedliche Funktionen maßgeblich bestimmen oder auch nur modulieren. Die einzelnen Serotoninrezeptoren können sogar gegensinnig wirken. Serotonin ist vor allem ein Neuromodulator, der viele Prozesse im Gehirn, auch andere Neurotransmittersysteme, modifiziert. Je nach Ausgangslage werden überschießende Aktivitäten also gehemmt oder schwache verstärkt. Über Interaktionen erreichen die SSRIs also nicht nur das Serotoninsystem, sondern viele andere Neurotransmitter und deren Funktionen. Dazu kommen die zahlreichen sekundären Effekte bei chronischer Einnahme: Präsynaptische, die Serotoninfreisetzung hemmende Autorezeptoren und postsynaptische Rezeptoren werden regional verschieden in ihrer Dichte und Affinität verändert, so dass sich als Nettoeffekt ein neues Gleichgewicht ausbildet.

All das soll nur verdeutlichen, dass SSRIs zwar im Labor unter der Überlegung entstanden sind, ein in die Pathophysiologie gezielt eingreifendes Mittel gegen eine "Serotoninmangeldepression" zu entwickeln, dass der Fortschritt der neurobiologischen Forschung die ursprüngliche Theorie aber längst überholt hat. Was geblieben ist, ist eine hochwirksame Substanzgruppe mit anfangs nicht geahnten Möglichkeiten, deren genaues Wirkprinzip aber wieder unscharf geworden ist. Mit der Neuromodulatorfunktion von Serotonin ist aber die theoretische Grundlage dafür bekannt, warum SSRIs so viele Indikationsbereiche erobern konnten (Ebert, 1996).

SSRI enthalten kein Serotonin, sie führen nur dazu, dass das Serotonin an der Synapse nicht recycelt werden kann und erhöhen so in einem Zeitraum von Tagen die Serotoninkonzentration an den Synapsen im Gehirn. Anhaltende Schädigungen durch diese Medikamente sind sehr selten. Dennoch sollten sie von jemandem verordnet und überwacht werden, der die Nebenwirkungen kennt. Auch Überdosierungen führen meist nicht zu schweren Komplikationen. Schwere Komplikationen sind aber bei individueller Überempfindlichkeit, und dann vor allem in Kombination mit bestimmten anderen Medikamenten oder auch mit beispielsweise größeren Mengen Grapefruitsaft möglich. Dabei sind auch vereinzelte Todesfälle bekannt geworden. Auftretende Nebenwirkungen sollten deshalb mit dem Arzt besprochen werden. Es ist davon auszugehen, dass dann immer rechtzeitig reagiert werden kann.

Nach einer Analyse von 473 Patienten mit einer Überdosis von Selektiven Serotonin-Wiederaufnahme-Hemmern (SSRI) reicht für die Diagnose des Serotoninsyndroms ein Klonus (induzierbar, spontan oder okulär), Agitation, Schweißausbrüche, Tremor, Hypertonus, Temperaturerhöhung und Hyperreflexie als Leitsymptome aus (Dunkley, 2003) (Sensitivität 84 % und Spezifität 97 % (Whyte, 2003).

In den letzten Jahren wurden die SSRIs zur Behandlung bei Angststörungen (Ballenger, 2001) dank des günstigen Nebenwirkungs- und Wirkungsprofils erste Wahl. Vor allem Fluvoxamin, Fluoxetin, Sertralin, Paroxetin und Citalopram sind nachgewiesenermaßen wirkungsvoll bei Angststörungen. Eindeutige Unterschiede in der Wirksamkeit der verschiedenen Substanzen innerhalb der Klasse der SSRIs gibt es nicht. Die angstlösende Wirkung tritt mit einer Verzögerung von bis zu vier Wochen ein, bis ein voller Antipanikeffekt vorhanden ist, dauert es 8-12 Wochen. Nebenwirkungen treten meist früher auf (u.a. Verstärkung der Angst). Wesentlich für viele Patienten ist, dass SSRIs in der Regel keine Gewichtszunahme auslösen. Bei den meisten Patienten zeigt sich nach den Anfangsnebenwirkungen, die nach 2-3 Wochen fast immer verschwunden sind, eine sehr gute Verträglichkeit. Es ist sinnvoll, die SSRIs bei Angstpatienten einzuschleichen, da Angstpatienten bezüglich der Nebenwirkungen häufig empfindlicher sind. Bei zu raschem Absetzen können besonders bei den kurz wirksamen SSRIs Absetzsymptome auftreten, die mit der ursprünglichen Symptomatik verwechselt werden können.

4.1.4. Selektive Serotonin- und Noradrenalin-Wiederaufnahmehemmer (SNRI)

SNRI sind Substanzen, die die präsynaptischen Wiederaufnahmetransporter für die beiden Monoamine Noradrenalin und Serotonin blockieren und somit zu einer Zunahme der Konzentration dieser Überträgerstoffe im synaptischen Spalt führen. Beide Neurotransmittersubstanzen sind bei beiden Krankheiten involviert und somit kann es theoretisch von großem Vorteil sein, beide Systeme gleichzeitig zu beeinflussen. Allerdings konnte in Vergleichsstudien von SSRI verglichen zu SNRI sowohl bei Angst als auch bei Depressionen eine Überlegenheit der SNRI gezeigt werden. Andererseits konnte klar belegt werden und entspricht auch der klinischen Erfahrung, dass gewisse Patienten, die nicht auf eine Therapie mit SNRI angesprochen haben, eine deutliche symptomatische Verbesserung unter SSRI zeigen.

Der SNRI Venlafaxin ist eine in Bezug auf ihre Wirksamkeit bei Angststörungen insbesondere bei der generalisierten Angststörung mit sozialen Ängsten bestens untersuchte Substanz. In einer großen Vergleichsstudie von Davidson (1999) wurde die Wirksamkeit von Venlafaxin mit Buspiron und Placebo über 8 Wochen in einem doppelblinden, randomisierten Design untersucht. Es konnte gezeigt werden, dass Venlafaxin signifikant besser anxiolytisch wirkt als Placebo und besser als Buspiron auch bei psychischen Angstsymptomen. Insgesamt gibt es etwa 10 größere Studien, die die Effizienz von Venlafaxin bei Angstsymptomen belegen.

Eine erst kürzlich auf dem europäischen Markt erhältliche SNRI-Substanz ist Duloxetin, bei der ganz neue Studien auch relativ viel versprechende Wirkungen bei Angstsymptomen bei komorbider Depression zeigen. Die Evidenzlage ist aber zur Zeit bei Weitem nicht so gut wie bei Venlafaxin. Bei dieser neuen Substanz wird häufig hervorgehoben, dass sie Serotonin- und Noradrenalin-Wiederaufnahmetransporter proportional zur Dosierung in etwa gleichem Maße hemmt, allerdings ist es absolut unklar, ob diese balancierte Hemmung bei Depressions- und Angstkrankheiten einen therapeutischen Vorteil in Bezug auf Effizienz- oder Nebenwirkungspotential bedeutet.

4.1.5. Trizyklische Antidepressiva (TCA)

Imipramin ist das älteste Antidepressivum, schon sehr früh wurde seine Wirksamkeit bei Panikattacken gezeigt (Klein). Unter diesen sogenannten "alten" trizyklischen Antidepressiva ist es auch dasjenige mit dem besten Wirkungsnachweis in der Behandlung von Panikstörungen. Der Begriff trizyklisch bezieht sich auf die 3 Ringe in der chemischen Formel dieser Antidepressiva. Alle trizyklischen Antidepressiva wirken über eine Serotonin- und Noradrenalin-Wiederaufnahme-Hemmung, mit unterschiedlichen Schwerpunkten und unterschiedlichen Wirkungen auf andere Neurotransmittersysteme.

1964 konnte Klein in einer Studie die Wirksamkeit des Antidepressivums Imipramin in der Behandlung von Panikstörungen nachweisen. Mittlerweile gibt es zahlreiche Studien, die diese Wirksamkeit belegen. 45-70 % der Patienten bleiben nach einer Behandlung mit Imipramin frei von Panikattacken, verglichen mit 15-50 % in der Plazebogruppe. Mit Plazebo behandelte Patienten werden häufig rückfällig, während der langfristige Effekt bei der Gabe von Imipramin erhalten bleibt. Zudem reduziert sich in den mit Imipramin behandelten Gruppen auch die Angst vor der Angst, und auch das Vermeidungsverhalten bessert sich deutlich im Vergleich zu den Plazebogruppen. Bis zum Wirkeintritt dauert es mindestens 4 Wochen, bis das Medikament die volle antipanische Wirkung entfaltet dauert es 8-12 Wochen. Die Angst vor der Angst und das Vermeidungsverhalten gehen meist im Anschluss daran zurück, wenn die Panikattacken gebessert sind.

Imipramin wird in einer therapeutisch wirksamen Dosierung in der Regel gut vertragen, wenn es sorgfältig eindosiert wird. Wichtig ist hier eine langsame Eindosierung vor allem deswegen, weil Nebenwirkungen vor allem in den ersten Wochen auftreten, was bei Angstpatienten zu Compliance-Problemen führen kann. Manche dieser Nebenwirkungen ähneln den Symptomen von Angstattacken, häufig sind Schwitzen, Tremor, Schwindel, Verschwommensehen, Herzklopfen, innere Unruhe, oder seltener Müdigkeit oder Schlafstörungen. Langfristige Nebenwirkung ist die mögliche Gewichtszunahme. Sexuelle Funktionsstörungen spielen nach einer Studie bei der Langzeitbehandlung keine große Rolle mehr (Mavissakalian, 2002).

Andere trizyklische Antidepressiva

In einzelnen Studien zeigte sich auch Clomipramin wirksam in der Behandlung von Angststörungen. Ob die anderen trizyklischen Antidepressiva wie Amitriptylin und Doxepin gegen Angststörungen wirksam sind, ist nicht ausreichend geklärt, wird aber von vielen angenommen. Trazodon war in einer Studie deutlich weniger wirksam als Imipramin oder Alprazolam, zeigte aber in einer anderen Studie eine Überlegenheit gegenüber Plazebo, was aber auch an der sedierenden Nebenwirkung liegen kann. Maprotilin war in einer Studie den SSRI unterlegen und Mirtazapin ist nicht ausreichend bezüglich seiner Wirksamkeit untersucht. Die Ergebnisse zu Desipramin in 2 Studien widersprechen sich.

Insidon wird häufig verordnet, es nimmt eine Zwischenstellung zwischen Antidepressiva und Beruhigungsmitteln ein. Die unmittelbar einsetzende beruhigende Wirkung ist weniger ausgeprägt als bei Benzodiazepinen, dafür fanden sich bisher keine Hinweise auf eine erhöhte Abhängigkeitsgefahr. Die Blockierung von Panikattacken ist jedoch wesentlich schwächer als bei anderen Antidepressiva, obwohl langfristig ein antidepressiver Effekt und eine Verminderung der Häufigkeit der Panikattacken zu beobachten ist.

4.1.6. MAO-Hemmer

MAO-Hemmer sind nach der Studienlage wirksam, allerdings ist die Wirksamkeit möglicherweise geringer als bei SSRI. Der reversible MAO-Hemmer Moclobemid birgt weniger Risiken als der irreversible MAO-Hemmer Tranylcypromin, der strenge diätetische Maßnahmen erfordert (keine tyraminhaltigen Nahrungsmittel wie Käse, Salzheringe, Wein, Bier, Feigen etc.). Eine Kombination mit SSRI, Segelin, Tryptophan oder Imipramin ist nicht möglich und gefährlich, je nach Halbwertszeit müssen therapeutische Abstände eingehalten werden.

4.1.7. Reversible MAO-Hemmer

Reversible MAO-Hemmer werden ebenfalls bei Angststörungen verschrieben. Die Risiken sind hier wesentlich geringer als bei den früheren irreversiblen MAO-Hemmern. Eine Wirksamkeit ist hier bisher allerdings nur für soziale Phobien nachgewiesen.

4.1.8. Kalziumkanalblocker

Bisher gibt es keine Studien, die eine Anwendung von Kalziumkanalblockern in der Therapie von Angststörungen als sinnvoll erscheinen lassen.

4.1.9. Clonidin

Clonidin ist ein Blutdruckmittel, über das es anekdotische Berichte über eine Wirksamkeit gibt. Bisher konnte in Studien keine Wirksamkeit bei Angststörungen gezeigt werden. Mögliche Nebenwirkungen sind Sedierung, Müdigkeit, Benommenheit, Kopfschmerzen, Schwindel, Schlafstörungen, depressive Verstimmung, Wahrnehmungsstörungen, Sinnestäuschungen, Alpträume, Verwirrtheitszustände. Wird Clonidin plötzlich abgesetzt, kommt es zu Rebound-Effekten, die sich in Tachykardie, Unruhe, Nervosität, Zittern äußern können. Eine langsame Dosisreduktion wird deshalb empfohlen.

4.1.10. Antiepileptika

Antiepileptika haben bisher keinen gesicherten Stellenwert in der Behandlung von Angststörungen. Eine Ausnahme bildet möglicherweise Pregabalin, welches nach Studienlage bei der Behandlung generalisierter Angststörungen wirksam ist. Pregabalin wird zur Behandlung von neuropathischen Schmerzen und als Antiepileptikum bereits eingesetzt. Im Gegensatz zu Benzodiazepinen ist im klinischen Alltag die Gefahr einer Abhängigkeitsentwicklung deutlich geringer, jedoch ist durch die sedierende Wirkung eine rasche Beruhigung zu erwarten. Positiv in Relation zu den SSRI und Venlafaxin ist, dass die Substanz zu Beginn der Behandlung die Unruhe nicht verstärkt, etwas schlafanstoßend wirkt und etwas weniger sexuelle Funktionsstörungen zu erwarten sind. Sedierung und ein gewisses Risiko der Gewichtszunahme sind aber deutlich häufiger als unter SSRI.

4.1.11. Buspiron

Die Wirkung von Buspiron ist bisher nur bei generalisierten Angststörungen belegt. Die Nebenwirkungen reichen von Benommenheit über Kopfschmerzen, Nervosität bis zu Tinnitus.

Der Stellenwert **alternativer und pflanzlicher Heilmittel** in der Behandlung von Angsterkrankungen ist unzureichend untersucht. In manchen Fällen könnte eine Verschlimmerung der Symptomatik riskiert werden.

4.1.12. Die Auswahl der Medikamente

Die Auswahl des Antidepressivums richtet sich nach den zu erwartenden Wirkungen bei der vorliegenden Pathologie des Patienten, aber auch nach den zu erwartenden Nebenwirkungen. Dabei können Nebenwirkungen mancher Antidepressiva durchaus bei manchen Patienten erwünscht sein. Dies trifft zum Beispiel für den sedierenden Effekt bei Patienten mit Schlafstörungen oder in-

Wirkstoffe/Wirkstoffgruppe	Vorteile	Nachteile
NSMRI; ausreichend Studien zu Imipramin und Clomipramin vorhanden (nicht übertragbar auf andere NSMRI)	keine Abhängigkeit	Wirklatenz 1-3 Wochen, anticholinerge Wirkungen, EKG-Veränderungen, Gewichtszunahme
SSRI	keine Abhängigkeit, ausreichend Studien vorhanden	Wirklatenz 1-3 Wochen, Übelkeit, sexuelle Störungen
SNRI	keine Abhängigkeit, ausreichend Studien vorhanden	Wirklatenz 3-6 Wochen, Übelkeit, sexuelle Störungen
Benzodiazepine	schnelle Anxiolyse; ausreichend Studien vorhanden; wenig toxisch	Wirklatenz 3-6 Wochen, Übelkeit, sexuelle Störungen, Abhängigkeitspotential
Buspiron	keine Abhängigkeit, günstiges UAW-Profil	Wirkung nur bei generalisierter Angst
Neuroleptika	keine Abhängigkeit	methodisch unzureichende Studien; evtl. irreversible Spätdyskinesien bei hochpotenten Neuroleptika; Behandlungsdauer max. 3 Monate, Gewichtszunahme

Tab. 4.1: Medikamentöse Behandlung von Angststörungen: Vor- und Nachteile (Arzneimittelkommission der deutschen Ärzteschaft).

nerer Unruhe zu, aber auch für die appetitsteigernde Wirkung mancher Antidepressiva bei Menschen, die durch ihre Depression massiv an Gewicht abgenommen haben. Dies schränkt die Auswahl bei Panikstörungen ein, da hier nur für einige Antidepressiva Wirkungsnachweise vorliegen. Ob bestimmte neuere Antidepressiva wie Mirtazapin, Nefazodon und Edronax auch gegen Panikattacken wirksam sind, ist bisher nicht ausreichend untersucht. Berücksichtigt werden müssen dann aber noch eine Vielzahl anderer Gesichtspunkte wie Wechselwirkungen mit anderen Medikamenten, Wirkdauer, Ängste vor Nebenwirkungen usw.

4.1.13. Absetzsymptome

Je nach Studie und Behandlungsdauer kommt es nach Absetzen der Antidepressiva bei 20-50 % zu einem erneuten Auftreten der Symptome innerhalb der nächsten 6 Monate. Bei abruptem Absetzen können Absetzsymptome auftreten, dies gilt besonders bei Absetzen von einer vorher hohen Dosis. Die Absetzsymptome sind in aller Regel ganz wesentlich milder als beim Absetzen von Benzodiazepinen und können in den allermeisten Fällen auch viel einfacher behandelt werden. Schwindel, Übelkeit, Müdigkeit, Kopfschmerzen, Reizbarkeit, Konzentrationsstörungen, Parästhesien, Leeregefühl im Kopf, Gangstörungen und Schlafstörungen können Absetzsymptome von SSRI nach mehr als einmonatiger Einnahme sein. Es können jedoch auch weitere eher unspezifische Symptome wie Konzentrations- und Merkfähigkeitsstörungen, Ängstlichkeit, Dystonien, ja sogar manchmal ein Tinnitus sowie leichtes Fieber und Müdigkeit auftreten. Bei Paroxetin wurden solche Symptome am häufigsten beobachtet, seltener auch bei Fluoxetin, Fluvoxamin und Sertralin. Es empfiehlt sich deshalb ein langsames Absetzen, obwohl bisher davon ausgegangen wird, dass diese Medikamente keine Abhängigkeit oder Sucht erzeugen. Das Problem ist vor allem bei Angstpatienten (eine der häufigsten Indikationen), dass Absetzsymptome kaum von einer Angstsymptomatik zu unterscheiden sind (Black, 2000).

Absetzphänomene nach regelmäßiger mehrwöchiger oder längerer SSRI-Einnahme sind mittlerweile bekannt. Antidepressiva sollten generell langsam ausgeschlichen werden. Die Absetzsymptomatik tritt in engem zeitlichen Zusammenhang mit dem Absetzen oder der Reduktion eines SSRIs auf und lässt sich durch ein Wiederansetzen des SSRIs meist innerhalb von Stunden oder wenigen Tagen behandeln. Absetzphänomene treten wesentlich häufiger nach einer Behandlung mit kürzer wirksamen SSRIs auf, insbesondere wenn diese noch einen anticholinergen Wirkanteil wie Paroxetin besitzen. Unter langwirksamen SSRIs, z.B. Fluoxetin, sind Absetzphänomene seltener. SSRIs sollten deswegen nach regelmäßiger Einnahme - wie auch trizyklische Antidepressiva - nur langsam ausschleichend abgesetzt werden. Dasselbe gilt bei einer Behandlung mit SNRI, ein langsames Ausschleichen über einen Zeitraum von 2 Wochen wird empfohlen. Sämtliche anderen Abhängigkeitskriterien wie Dosissteigerung, Toleranzentwicklung oder Entstehen eines "typischen Suchtverhaltens" sind nicht zu beobachten. Allerdings müssten diese Fragen in einer Langzeitstudie definitiv geklärt werden. Kramer et al. (1961) berichten über Absetzphänomene bei dem trizyklischen Antidepressivum Imipramin. Die Symptome ähnelten denjenigen, wie sie später unter Paroxetin oder Sertralin beobachtet wurden. Delgado berichtet über gastrointestinale Symptome, über allgemeines körperliches Unwohlsein, Schlafstörungen und affektiven Störungen beim Absetzen von trizyklischen Antidepressiva (Delgado).

4.2. Nicht-pharmakologische Behandlungen von Angststörungen

4.2.1. Psychotherapeutische Behandlung - Kognitive Verhaltenstherapie

Verschiedene Studien haben die Wirksamkeit der kognitiven Verhaltenstherapie in der Behandlung von Angststörungen gezeigt. Die kognitive Verhaltenstherapie beinhaltet sowohl kognitive als auch verhaltensbezogene Techniken und ist eine Weiterentwicklung der aus den 50er Jahren stammenden Verhaltenstherapie. Wichtige Vertreter dieser Richtung sind Beck, Ellis und Maichenbaum, die ihr Interesse verstärkt auf innere gedankliche und bildhafte Prozesse legen. Grundannahme ihrer Theorien ist, dass Gefühle und Verhaltensweisen ein direkter Ausdruck von Gedanken sind. Deshalb wird im Therapieprozess daran gearbeitet, irrationale, ungesunde und problematische Denkweisen, die mit psychischen Problemen einhergehen, zu verändern. Ein typisches gerne von ELLIS angesprochenes Beispiel ist die Gedankenkette: "Ich muss von allen geliebt und gemocht werden, wenn dies nicht der Fall ist, so ist es schrecklich." Solche Gedanken führen zu Ängsten und/oder Depressivität. Derartige Gedanken werden in der kognitiven Verhaltenstherapie hinterfragt und bearbeitet, wenn der Klient sich dazu entschieden hat, die damit verbundenen Probleme verringern zu wollen.

Verhaltenstechniken stammen aus der Verhaltenstherapie und haben einen gleich hohen Stellenwert in der Kognitiven Verhaltenstherapie. Basisannahme dabei ist, dass ungünstige, problematische Verhaltensweisen erlernt wurden und wieder verlernt werden können. Typische Strategien dabei sind zum Beispiel der Aufbau von selbstsicheren Verhaltensweisen, Entspannungsverfahren oder die gezielte Konfrontation mit gefürchteten Objekten.

Sowohl kognitive als auch verhaltensbezogene Techniken haben sich als effektiv in der Behandlung von Ängsten, Phobien und Depressionen erwiesen. Dies ist vielfach wissenschaftlich untersucht und nachgewiesen worden. Deshalb ist es nicht verwunderlich, dass (Kognitive) Verhaltenstherapie neben tiefenpsychologischen Methoden am ehesten von deutschen Krankenkassen bezahlt wird. Im Gegensatz zu tiefenpsychologischen Ansätzen wird die Kognitive Verhaltenstherapie manchmal als oberflächlich und günstig für "Kurzzeitprobleme" betrachtet. Es hat sich jedoch herausgestellt, dass die Kognitive Verhaltenstherapie auf eine breite Anzahl von Problemen angewendet werden kann. Sie unterstützt Patienten schon sehr frühzeitig darin, Probleme langfristig ohne den Therapeuten verändern zu können.

Die therapeutische Beziehung wird als kooperative Arbeitsbeziehung angesehen, in der die einzelnen Therapieschritte gemeinsam geplant werden. Zu Beginn der Therapie wird eine Problem- und Bedingungsanalyse erstellt, um zu untersuchen, unter welchen Bedingungen das Problem aufrechterhalten wird. Abgesehen vom Verständnis und der Wertschätzung, die der Therapeut dem Klienten entgegenbringt, wird auch viel Wert auf die Selbstverantwortung und Eigenaktivität des Patienten gelegt. Er ist aktiv und eigenverantwortlich am Therapieprozess beteiligt und soll in mündiger und emanzipierter Art und Weise Selbsthilfekompetenz erlangen. Wichtig sind Kooperation und Transparenz, wodurch Entscheidungsgrundlagen offen gelegt werden und der Patient "mitdenken" kann.

Die Verhaltenstherapie wird in der Einzel-, Paar- und Gruppentherapie angewendet und findet meist ein- bis zweimal in der Woche über 10 bis 50 Stunden statt, die Therapiedauer kann jedoch auch länger sein.

In der modernen Verhaltenstherapie wird der Mensch als ein sich selbst steuerndes, aktiv und planvoll handelndes Individuum aufgefasst, das zwar von der Umwelt beeinflusst wird, aber selbst imstande ist, seine Umwelt zu verändern und zu beeinflussen. Die grundlegende Annahme ist die eines komplexen "Systems" Mensch-Umwelt, innerhalb dessen vielfältige Wechselwirkungen, Rückkoppelungen und Regelkreise vorhanden sind.

Charakteristisch für die kognitive Verhaltenstherapie ist die systematische Problemanalyse und das zielgerichtete Vorgehen. Sie orientiert sich an der Gegenwart und legt besonderen Wert auf ein geplantes Vorgehen, das auch übende und reflexive Elemente einschließen kann. Sie beinhaltet eine große Anzahl von spezifischen Techniken, wie zum Beispiel die systematische Desensibilisierung (Konfrontation mit Angst auslösenden Situationen in der Vorstellung oder in der Wirklichkeit), Flooding-Prozeduren (massierte Konfrontation mit den Angstreizen in der Realität), Verstärkung (erwünschte Verhaltensweisen werden belohnt), Extinktion (Löschung des Fehlverhaltens durch Nichtbeachtung des Verhaltens), soziales Kompetenztraining und Entspannungstechniken (Progressive Muskelentspannung nach Jacobson).

4.3. Therapie der Depression

Die Wirkung der Antidepressiva tritt meist erst nach 2-4 Wochen ein, nimmt im ersten Vierteljahr zu und bleibt dann erhalten. Nebenwirkungen treten in der Regel relativ rasch nach Beginn der Einnahme ein, verschwinden aber meist nach wenigen Wochen ganz. Dieses ungünstige Nebenwirkungs-Wirkungsprofil birgt vor allem in dieser initialen Phase das Risiko eines Therapieabbruchs, dieses kann durch Aufklärung und Führung des Patienten minimiert werden.

Wirksamkeit

Etwa 60-80 % der depressiv Kranken sprechen innerhalb von sechs Wochen auf die Pharmakotherapie an. Bei depressiven Patienten, die nicht auf die Medikation erster Wahl reagieren, reagieren 60-70 % gut auf ein zweites oder drittes Antidepressivum, so dass die Response-Rate bei insgesamt etwa 85 % liegt. Dass die Effektivität der Antidepressiva insgesamt sehr hoch ist, zeigt der Vergleich mit anderen Medikamentenklassen.

Möglicherweise können Kombinationen mit Lithium, Schilddrüsenhormonen, Antikonvulsiva, Buspiron, Dopaminagonisten/Psychostimulanzien oder atypischen Antipsychotika den Wirkungseintritt und den Prozentsatz der Patienten, bei denen eine Wirkung eintritt, erhöhen; man nennt dies Augmentation. Die Datenlage dazu ist gemischt. Bei beispielsweise hohem TSH-Wert kann aber eine Schilddrüsenhormonbehandlung auch bei noch normalen Schilddrüsenhormonen sinnvoll sein.

Behandlungsphasen

Die Behandlung der majoren Depression mit Antidepressiva kann in 3 Phasen eingeteilt werden: (1) Behandlung der akuten Depression, (2) Erhaltungstherapie und (3) Prophylaxe. Gemäß einer Metaanalyse (4400 Patienten) wird das Risiko eines Rückfalls bei einer prophylaktischen Einnahme des Antidepressivums um 2/3 reduziert. Dieser Befund ist für alle Antidepressiva vergleichbar.

Wirkungsweise

Wie Antidepressiva wirken, ist noch unbekannt. Ob die Wirkung an der Synapse mit Wiederaufnahmehemmung entscheidend ist oder andere längerfristige, adaptive Veränderungen, insbesondere das neue Wachstum von Zellen im Hippocampus, dem therapeutischen Effekt zu Grunde liegen, ist weiter unklar. Antidepressiva verändern auch langfristig die Funktion und Struktur der Synapsen, möglicherweise liegt hier eher die Erklärung für ihre anhaltende Wirkung.

Therapieresistenz

Befunde aus der europäischen DEPRES-Studie zeigen, dass Depressionen oft inadäquat behandelt werden. Vor allem trizyklische Antidepressiva, werden oft *unterdosiert* eingesetzt, und bei beiden Substanzgruppen wird die Therapie *zu früh abgebrochen*. Trizyklische Antidepressiva, die mit der Indikation Depression verschrieben wurden, waren nach einer Erhebung im Jahr 1995 nur bei etwa 20 % der unter 65-Jährigen und bei etwa 40 % der älteren Patienten adäquat dosiert. Die mittlere Tagesdosis von Amitriptylin und Clomipramin lag bei 60 mg statt der in einem nationalen Consensus-Statement von 1992 empfohlenen 75 mg. Die zurückhaltende, aber auch ineffektive Dosierung beruht vermutlich auf der Furcht vor Nebenwirkungen. Die im Allgemeinen besser verträglichen selektiven Serotonin-Wiederaufnahmehemmer und Serotonin-Noradrenalin-Wiederaufnahmehemmer wurden überwiegend den Empfehlungen entsprechend dosiert. Für beide Antidepressiva-Gruppen ging die Verschreibungshäufigkeit nach vier Wochen deutlich zurück, und nach einem halben Jahr erhielten nur noch etwa 20 % der Patienten ein Antidepressivum. Die Empfehlung, ein Antidepressivum nach Abklingen der depressiven Phase noch *vier bis sechs Monate* einzusetzen, wurde damit häufig ignoriert.

Bei manisch-depressiven Erkrankungen und bei Schizophrenien ist inzwischen unzweifelhaft, dass eine medikamentöse Dauerbehandlung sinnvoll ist, um das hohe Risiko einer erneuten Erkrankung zu vermindern. Bei Depressionen weist die Datenlage in eine ähnliche Richtung. Während bei Patienten mit bisher einer oder zwei depressiven Phasen die Prognose besser ist, verschlechtert sich diese schon nach dem Auftreten der dritten depressiven Episode deutlich. Eine Metaanalyse mit Daten von 3037 Patienten, die im Mittel über 5,78 Monate behandelt und anschließend über durchschnittlich 16,6 Monate mit oder ohne medikamentös antidepressive Behandlung beobachtet wurden, zeigte sich unter Behandlung eine wesentlich niedrigere Rückfallrate von 2 gegenüber 6 % pro Monat und eine längere Zeit bis zum Rückfall (definiert als 50 %-ige erneute Verschlechterung) von 48 gegenüber 14 Monaten. Die Rückfallrate innerhalb eines Jahres reduzierte sich unter Behandlung von 45 % auf 20 %. Allerdings senkte in dieser Übersicht die lange antidepressive Behandlung nicht das Rückfallrisiko nach Absetzen der medikamentösen Behandlung. Auch langsames Ausschleichen der Medikamente führte nicht zu niedrigeren Rückfallraten. Letzteres spricht gegen die Vermutung mancher Autoren, dass Absetzeffekte, die irrtümlich als Rezidiv angesehen wurden, hierfür verantwortlich sind. Chronische Verläufe und häufige vorausgehende Episoden beinhalten das höchste Rückfallrisiko bei Beendigung der medikamentösen antidepressiven Therapie. Mehrere Langzeitbeobachtungen von depressiven Patienten über 15 Jahre zeigen, dass nur 20 % nach Genesung dauerhaft gesund bleiben, 60 % haben immer wieder depressive Phasen und 20 % begehen Selbstmord oder bleiben dauerhaft behindert.

Alternativen zur rein medikamentösen Behandlung

Antidepressiva sind aus der Behandlung von Depressionen nicht wegzudenken. Die Tatsache, dass nach den Studienergebnissen Depressionen generell eher als chronische oder chronisch wiederkehrende Erkrankungen betrachtet werden müssen, lässt allerdings die Frage nach langfristig effektiveren Behandlungen eine große Bedeutung erlangen. Antidepressiva können, das zeigen die Daten eindeutig, nicht im eigentlichen Sinn heilen. Dies auch wenn sie bei vielen Betroffenen innerhalb von Wochen zu einer Symptomfreiheit führen. Besondere Bedeutung kommt deshalb anderen erwiesenermaßen effektiven Behandlungen zu. Erwiesen ist ein vorbeugender Dauereffekt für kognitive Verhaltenstherapie. Unter kognitiver Verhaltenstherapie ließ sich das Rückfallrisiko in einer Studie 2 Jahre nach Absetzen der Antidepressiva immerhin von 80 % auf 25 % senken. Sinnvoll ist es, verhaltenstherapeutische Elemente grundsätzlich in die Depressionsbehandlung zu integrieren. Depressionen bleiben gut behandelbar. Medikamente bleiben wichtige Bausteine der Therapie, sollten aber in allen Fällen von chronischen oder chronisch wiederkehrenden Episoden der Erkrankung durch wirksame psychotherapeutische Maßnahmen ergänzt werden. Die Chronifizierungsneigung der Depressionen wird bisher in der Therapie unzureichend berücksichtigt.

Hormone

Es gibt keine eindeutigen Untersuchungen über antidepressive Effekte von Schilddrüsenhormonen (Trijodthyronin); der Einsatz ist am ehesten als Augmentation bei Therapieresistenz denkbar. Der antidepressive Effekt einer Östrogensubstitution ist fraglich.

Opipramol

Opipramol (Insidon) nimmt eine Sonderstellung ein, es wird häufig bei schwer definierbaren Krankheitsbildern eingesetzt, die auf eine Angststörung oder somatoforme Störung hindeuten. Bei leichteren bis mittelschweren depressiven Störungen scheint es auch wirksam zu sein. Opipramol weist Strukturverwandtschaft mit Imipramin, Amitriptylin, Carbamazepin und Fluphenazin auf. Sein

Wirkprofil erlaubt keine eindeutige Zuordnung zu einer Gruppe psychotroper Substanzen. Es wird zwar überwiegend als Antidepressivum angesprochen, aber eher wegen seiner anxiolytischen Wirkung eingesetzt. In den Expertenempfehlungen zur psychopharmakologischen Therapie spielte Opipramol bisher kaum eine Rolle. Es liegen nur wenige Studien vor. Im ambulanten Bereich war aber während der letzten 15 Jahre eine stete Zunahme der Verordnungen zu beobachten. Opipramol wird überwiegend bei Patienten mit psychosomatischen Störungen eingesetzt. Die Symptome dieser Patienten weisen oft auf die Diagnose einer generalisierten Angststörung oder einer somatoformen Störung hin, wenn sie auch in vielen Fällen nur unterschwellig vorhanden sind.

Literatur

5. Literatur

(1987). Diagnostic and statistical manual of mental disorders. Washington, DC, American Psychiatric Association.

(1994). DSM-IV diagnostic and statistical manual of mental disorders. Washington, DC, American Psychiatric Association.

(1999). Internationale Klassifikation psychischer Störungen. Bern, Huber.

Abelson, J. L., G. C. Curtis, et al. (2005). "Deep brain stimulation for refractory obsessive-compulsive disorder." Biological Psychiatry **57**(5): 510-516.

Abramowitz, J. S. (2004). "Treatment of obsessive-compulsive disorder in patients who have comorbid major depression." Journal of Clinical Psychology **60**(11): 1133-1141

Andrade, L., W. Eaton, et al. (1996). "Lifetime comorbidity of panic attacks and major depression in a population-based study: age of onset." Psychological Medicine **26**(5): 991-996.

Arendt, R., D. Greenblatt, et al. (1983). "In vitro correlates of benzodiazepine cerebrospinal fluid uptake, pharmacodynamic action and peripheral distribution." J Pharmacol Exp Ther **227**(1): 98-106.

Bailey, L., M. Ward, et al. (1994). "Clicial pharmacokinetics of benzodiazepines." J Clin Pharmacol **34**(8): 804-11.

Ball, S. G., M. W. Otto, et al. (1994). "Predicting prospective episodes of depression in patients with panic disorder: A longitudinal study." Journal of Consulting and Clinical Psychology **62**(2): 359-365.

Ballenger, J. C. (2001). "Overview of different pharmacotherapies for attaining remission in generalized anxiety disorder." J Clin Psychiatry **62**(Suppl. 19): 11-19.

Ballenger, J. C., J. R. Davidson, et al. (2001). "Consensus statement on transcultural issues in depression and anxiety from the International Consensus Group on Depression and Anxiety." J Clin Psychiatry **62**(Suppl. 13): 47-55.

Balter, M. B., J. Levine, et al. (1974). "Cross-national study of the extent of anti-anxiety/sedative drug use." N Engl J Med **290**(14): 769-74.

Barbone, F., A. McMahon, et al. (1998). "Association of road-traffic accidents with benzodiazepine use." The Lancet **352**(9137): 1331-1336.

Bastani, B., J. F. Nash, et al. (1990). "Prolactin and cortisol responses to MK-212, a serotonin agonist, in obsessive-compulsive disorder." Arch Gen Psychiatry **47**(9): 833-839.

Baxter, L. R., Jr, M. E. Phelps, et al. (1987). "Local cerebral glucose metabolic rates in obsessive-compulsive disorder. A comparison with rates in unipolar depression and in normal controls." Arch Gen Psychiatry **44**(3): 211-218.

Bernal, M., J. M. Haro, et al. "Risk factors for suicidality in Europe: Results from the ESEMED study." Journal of Affective Disorders **In Press, Corrected Proof**.

Berrios, G. (1999). "Anxiety disorders: a conceptual history." Journal of Affective Disorders **56**(2-3): 83-94.

Black, K., C. Shea, et al. (2000). "Selective serotonin reuptake inhibitor discontinuation syndrome: proposed diagnostic criteria." J Psychiatry Neurosci **25**(3): 255-61.

Bland, R., H. Orn, et al. (1988). "Lifetime prevalence of psychiatric disorders in Edmonton." Acta Psychiatrica Scandinavica **Suppl.**(338): 24-32.

Bland, R. C., S. C. Newman, et al. (1988). "Age of onset of psychiatric disorders." Acta Psychiatrica Scandinavica **77**(Suppl. 338): 43-9.

Brody, A. L., S. Saxena, et al. (1998). "FDG-PET predictors of response to behavioral therapy and pharmacotherapy in obsessive compulsive disorder." Psychiatry Research: Neuroimaging **84**(1): 1-6.

Bromet, E., S. Gluzmann, et al. (2005). "Epidemiology of psychiatric and alcohol disorders in Ukraine." Social Psychiatry and Psychiatric Epidemiology(40): 681-90.

Bruce, S. E., K. A. Yonkers, et al. (2005). "Influence of Psychiatric Comorbidity on Recovery and Recurrence in Generalized Anxiety Disorder, Social Phobia, and Panic Disorder: A 12-Year Prospective Study." Am J Psychiatry **162**(6): 1179-1187.

Brunello, N., J. A. den Boer, et al. (2000). "Social phobia: diagnosis and epidemiology, neurobiology and pharmacology, comorbidity and treatment." Journal of Affective Disorders **60**(1): 61-74.

Busto, U., R. Bendayan, et al. (1989). "Clinical pharmacokinetics of nonopiate abused drugs." Clin Pharmacokinet **16**(1): 1-26.

Cantopher, T., S. Olivieri, et al. (1990). "Chronic benzodiazepine dependence. A comparative study of abrupt withdrawal under propranolol cover versus gradual withdrawal." Br J Psychiatry **156**(3): 406-411.

Chambless, D. L. and M. M. Gillis (1993). "Cognitive therapy of anxiety disorders." J Consult Clin Psychol **61**(2): 248-60.

Charney, D. S., S. J. Mihic, et al. (2000). Hypnotics and sedatives. Goodman&Gilman's: The Pharmacoloigcial Basis of Therapeutics. J. G. Hardmann and L. E. Limbird. New York, McGraw-Hill: 399-428.

Choy, Y., A. J. Fyer, et al. "Treatment of specific phobia in adults." Clinical Psychology Review **In Press, Corrected Proof.**

Clayton, P., W. Grove, et al. (1991). "Follow-up and family study of anxious depression." Am J Psychiatry **148**(11): 1512-1517.

Clum, G. A. and R. Surls (1993). "A meta-analysis of treatments for panic disorder." J Consult Clin Psychol **61**(2): 317-26.

Coplan, D., M. W. Andrews, et al. (1996). "Persistent elevations of cerebrospinal fluid concentrations of corticotropin-releasing factor in adult nonhuman primates exposed to early-life stressors: implications for the pathophysiology of mood and anxiety disorders." Proc Natl Acad Sci U S A **93**(4): 1619-1623.

Coplan, J. D. and J. M. Gorman (1990). "Treatment of anxiety disorder in patients with mood disorders." J Clin Psychiatry **51**(10, suppl): 9-13.

Coryell, W., J. Endicott, et al. (1988). "Depression and panic attacks: the significance of overlap as reflected in follow-up and family study data." Am J Psychiatry **145**(3): 293-300.

Cumming, R. G. (1998). "Epidemiology of Medication-Related Falls and Fractures in the Elderly." Drugs & Aging **12**(1): 43-53.

Davidson, J.R., R. L. DuPont, et al. (1999). "Efficacy, safety, and tolerability of venlafaxine extended release and buspirone in outpatients with generalized anxiety disorder." J Clin Psychiatry **60**(8):528-535.

Davidson, J. R. T., L. A. Tupler, et al. (1998). "A family study of chronic post-traumatic stress disorder following rape trauma." Journal of Psychiatric Research **32**(5): 301-309.

Davidson, J., B. Rothbaum, et al. (2006) Venlafaxine Extended Release in Posttraumatic Stress Disorder: A Sertraline and Placebo-Controlled Study. J Clin Psychopharmacol **26**(3): 259-267.

de Abajo, F. J., L. A. G. Rodriguez, et al. (1999). "Association between selective serotonin reuptake inhibitors and upper gastrointestinal bleeding: population based case-control study." BMJ **319**(7217): 1106-1109.

de Wit, H. and R. R. Griffiths (1991). "Testing the abuse liability of anxiolytic and hypnotic drugs in humans." Drug and Alcohol Dependence **28**(1): 83-111.

Drake, M. E., A. Pakalnis, et al. (1996). "EEG frequency analysis in obsessive-compulsive disorder." Neuropsychobiology **33**(97-9).

Dunkley, E. J. C., G. K. Isbister, et al. (2003). "The Hunter Serotonin Toxicity Criteria: simple and accurate diagnostic decision rules for serotonin toxicity." QJM **96**(9): 635-642.

Dunn, A. J. and S. E. File (1987). "Corticotropin-releasing factor has an anxiogenic action in the social interaction test." Horm Behav **21**(2): 193-202.

Eaton, W., J. Anthony, et al. (1998). "Onset and recovery from panic disorder in the Baltimore Epidemiologic Catchment Area follow-up." Br J Psychiatry **173**(6): 501-507.

Ebert, D. (1996). "Therapie mit selektiven Serotonin-Wiederaufnahmehemmern (SSRI) Indikationen, Nutzen und Risiken." Fortschr. Med. **114**(18-19): 243-247.

Emmelkamp, P. M. G. (2004). "The additional value of clinimetrics needs to be established rather then assumed." Psychother Psychosom **73**(3): 142-144.

Fava, G., S. Grandi, et al. (1994). "Cognitive behavioral treatment of residual symptoms in primary major depressive disorder." Am J Psychiatry **151**(9): 1295-1299.

Fava, G., S. Grandi, et al. (1996). "Four-year outcome for cognitive behavioral treatment of residual symptoms in major depression." Am J Psychiatry **153**(7): 945-947.

Fava, G. A., C. Rafanelli, et al. (1998). "Six-Year Outcome for Cognitive Behavioral Treatment of Residual Symptoms in Major Depression." Am J Psychiatry **155**(10): 1443-1445.

Fava, G. A., C. Ruini, et al. (2005). "Sequential treatment of mood and anxiety disorders." J Clin Psychiatry **66**(11): 1392-400.

Fawcett, J., W. Scheftner, et al. (1990). "Time-related predictors of suicide in major affective disorder." Am J Psychiatry **147**(9): 1189-1194.

Fiorio, R., C. Bellantuono, et al. (1990). "The long-term use of psychotropic drugs: A follow-up study in italian general practice." Human Psychopharmacology: Clinical and Experimental 5(3): 195-205.

Flament, M. F., A. Whitaker, et al. (1988). "Obsessive-compulsive disorder in adolescence: an epidemiological study." J Am Acad Child Adolesc Psychiatry **27**: 764-71.

Fleischhacker, W. W., C. Barnas, et al. (1986). "Epidemiology of benzodiazepine dependence." Acta Psychiatrica Scandinavica **74**(1): 80-3.

Frank, E., M. K. Shear, et al. (2000). "Influence of Panic-Agoraphobic Spectrum Symptoms on Treatment Response in Patients With Recurrent Major Depression." American Journal of Psychiatry **157**(7): 1101-1107.

Freud, S. (1957). Collected Papers. London, England, Hogarth Press.

Fyer, A. J. (1993). "Heritability of social anxiety: a brief review." J Clin Psychiatry **54**(12, suppl): 10-12.

George, C. F. (2000). "Perspectives on the management of insomnia in patients with chronic respiratory disorders." Sleep **23**(Suppl. 1): S31-5.

Goisman, R. M., I. Goldenberg, et al. (1995). "Comorbidity of anxiety disorders in a multicenter anxiety study." Comprehensive Psychiatry **36**(4): 303-311.

Goodman, W., D. Charney, et al. (1986). "Ineffectiveness of clonidine in the treatment of the benzodiazepine withdrawal syndrome: report of three cases." Am J Psychiatry **143**(7): 900-903.

Goodwin, R. D., C. Faravelli, et al. (2005). "The epidemiology of panic disorder and agoraphobia in Europe." European Neuropsychopharmacology **15**(4): 435-443.

Goodwin, R. D. and C. W. Hoven (2002). "Bipolar-panic comorbidity in the general population: prevalence and associated morbidity." Journal of Affective Disorders **70**(1): 27-33.

Greenberg, B. D., L. Price, et al. (2003). "Neurosurgery for intractable obsessive-compulsive disorder and depression: critical issues." Neurosurg Clin N Am **14**: 199-212.

Greenblatt, D. J., R. I. Shader, et al. (1983). "Drug therapy. Current status of benzodazepines, II." N Engl J Med **309**(7): 410-16.

Greenblatt, D. J., R. I. Shader, et al. (1983). "Drug therapy. Current status of benzodiazepines, I." N Engl J Med **309**(6): 354-8.

Hamilton, M. (1982). "The effect of treatment on the melancholias (depressions)." Br J Psychiatry **140**(3): 223-230.

Hansen, E. S., L. S. Prichep, et al. (2003). "Quantitative electroencephalography in OCD patiens treated with praoxetine." Clin Electroencephalogr **34**: 70-4.

Hettema, J. M., M. C. Neale, et al. (2001). "A Review and Meta-Analysis of the Genetic Epidemiology of Anxiety Disorders

10.1176/appi.ajp.158.10.1568." Am J Psychiatry **158**(10): 1568-1578.

Heyman, I., D. Mataix-Cols, et al. (2006). "Obsessive-compulsive disorder." BMJ **333**(7565): 424-429.

Hoehn-Saric, R., G. Pearlson, et al. (1991). "Effects of fluoxetine on regional cerebral blood flow in obsessive-compulsive patients." Am J Psychiatry **148**(9): 1243-1245.

Holsboer, F. (1999). "The rationale for corticotropin-releasing hormone receptor (CRH-R) antagonists to treat depression and anxiety." J Psychiatr Res **33**(3): 181-214.

Holsboer, F., H. G. Doerr, et al. (1982). "Dexamethasone suppression of 11-deoxycorticosterone, corticosterone and cortisol in depressed female patients and normal controls." Acta Psychiatr Scand **66**(1): 18-25.

Joffe, R., R. Bagby, et al. (1993). "Anxious and nonanxious depression." Am J Psychiatry **150**(8): 1257-1258.

Johnson, J., M. M. Weissman, et al. (1990). "Panic disorder, comorbidity, and suicide attempts

10.1001/archpsyc.47.9.805." Arch Gen Psychiatry **47**(9): 805-808.

Judd, F. K., G. D. Burrows, et al. (1985). "The biological basis of anxiety : An overview." Journal of Affective Disorders **9**(3): 271-284.

Judd, L. L., R. C. Kessler, et al. (1998). "Comorbidity as a fundamental feature of generalized anxiety disorders: results from the National Comorbidity Study (NCS)." Acta Psychiatrica Scandinavica **393**(Suppl): 6-11.

Kalia, M. (2005). "Neurobiological basis of depression: an update." Metabolism **54**(5, Supplement 1): 24-27.

Kar, N. and B. Bastia (2006). "Post-traumatic stress disorder, depression and generalised anxiety disorder in adolescents after a natural disaster: a study of comorbidity." Clinical Practice and Epidemiology in Mental Health **2**(1): 17.

Karno, M., J. M. Golding, et al. (1988). "The epidemiology of obsessive-compulsive disorder in five U.S. communities." Arch Gen Psychiatry **45**(Suppl. 3): 3-14.

Kaufman, J. and D. Charney (2000). "Comorbidity of mood and anxiety disorders." Depression and Anxiety **12**(S1): 69-76.

Keller, M. B. and D. L. Hanks (1995). "Anxiety symptom relief in depression treatment outcomes." J Clin Psychiatry **56**(6, suppl): 22-9.

Kendler, K. S., M. C. Neale, et al. (1992). "Familial influences on the clinical characteristics of major depression: a twin study." Acta Psychiatrica Scandinavica **86**(5): 371-8.

Kessler, R. C., P. Berglund, et al. (2005). "Lifetime Prevalence and Age-of-Onset Distributions of DSM-IV Disorders in the National Comorbidity Survey Replication." Arch Gen Psychiatry **62**(6): 593-602.

Kessler, R. C., W. T. Chiu, et al. (2005). "Prevalence, Severity, and Comorbidity of 12-Month DSM-IV Disorders in the National Comorbidity Survey Replication." Arch Gen Psychiatry **62**(6): 617-627.

Kessler, R. C., C. B. Nelson, et al. (1996). "Comorbidity of DSM-III-R major depressive disorder in the general population: results from the US National Comorbidity Survey." Br J Psychiatry **30**(Suppl.): 17-30.

Kessler, R. C., P. E. Stang, et al. (1998). "Lifetime Panic-Depression Comorbidity in the National Comorbidity Survey." Arch Gen Psychiatry **55**(9): 801-808.

Klein, D. F. (1964). "Delineation of two drug-responsive anxiety syndromes." Psychopharmacology **17**: 397-408.

Klein, D. F. and M. Fink (1962). "Psychiatric reaction patterns to imipramine." Am J Psychiatry **119**: 432-438.

Klein, D. F. and H. M. Klein (1989). "The utility of the panic disorder concept." Eur Arch Psychiatry Neurol Sci **238**(5-6): 268-79.

Koob, G. F. and S. C. Heinrichs (1999). "A role for corticotropin releasing factor and urocortin in behavioral responses to stressors." Brain Res **848**(1-2): 141-52.

Kopell, B. H., B. D. Greenberg, et al. (2004). "Deep brain stimulation for psychiatric disorders." J Clin Neurophysiol **21**: 51-67.

Lader, M. H., I. Farr, et al. (1993). "A comparison of alpidem and placebo in releiving benzodiazepine withdrawal symptoms." International Clinical Psychopharmacology **8**(1): 31-6.

Leckman, J., K. Merikangas, et al. (1983). "Anxiety disorders and depression: contradictions between family study data and DSM-III conventions." Am J Psychiatry **140**(7): 880-882.

Leckman, J., M. M. Weissman, et al. (1985). "Major Depression and Panic Disorder: A Family Study Perspective." Psychopharmacol Bull **21**(3): 543-5.

Leibbrand, W. and A. Wettley (1961). Der Wahnsinn. Geschichte der abendländischen Psychopathologie. Freiburg.

Lesch, K. P., A. Hoh, et al. (1991). "5-Hydroxytryptamine1A receptor responsivity in obsessive-compulsive disorder. Comparison of patients and controls." Arch Gen Psychiatry **48**(6): 540-547.

Linden, D. E. J. (2006). "How psychotherapy changes the brain – the contribution of functional neuroimaging." Molecular Psychiatry **11**(6): 528-538.

Lydiard, R. (1991). "Coexisting depression and anxiety: special diagnostic and treatment issues." Journal of Clinical Psychiatry **52**(6 Suppl.): 48-54.

Maercker, A., T. Zollner, et al. (2006). "Dresden PTSD treatment study: randomized controlled trial of motor vehicle accident survivors." BMC Psychiatry **6**(1): 29.

Maier, W., M. Philipp, et al. (1985). "Dimensionen der Hamilton-Depressionsskala (HAMD)." Eur Arch Psychiatry Neurol Sci **234**(6): 417-422.

Malberg, J. E., A. J. Eisch, et al. (2000). "Chronic antidepressant treatment increases neurogenesis in adult rat hippocampus." J Neurosci. **20**(24):9104-9110.

Mamalaki, C., F. A. Stephenson, et al. (1987). "The GABAA/benzodiazepine receptor is a heterotetramer of homologous alpha and beta subunits." EMBO J **6**(3): 561-565.

Marazziti, D., E. Hollander, et al. (1992). "Peripheral markers of serotonin and dopamine function in obsessive-compulsive disorder." Psychiatry Research **42**(1): 41-51.

Marks, I. M. (1973). "Research in neurosis: a selective review. 1. Causes and courses." Psychological Medicine **3**(4): 436-54.

Marks, I. M. (1974). "Research in neurosis: a selective review. 2. Treatment." Psychological Medicine **4**(1): 89-109.

Mavissakalian, M. (1990). "Sequential combination of imipramine and self-directed exposure in the treatment of panic disorder with agoraphobia." J Clin Psychiatry **51**: 184-188.

Mavissakalian, M., J. Perel, et al. (2002). "Specific Side Effects of Long-Term Imipramine Management of Panic Disorder." J Clin Psychopharmacol **22**(2): 155-61.

McDougle, C., W. Goodman, et al. (1993). "Limited therapeutic effect of addition of buspirone in fluvoxamine-refractory obsessive-compulsive disorder." Am J Psychiatry **150**(4): 647-649.

McNally, R. J. (2002). "Anxiety sensitivity and panic disorder." Biological Psychiatry **52**(10): 938-946.

Meagher, D. J. (2001). "Regular review: Delirium: optimising management." BMJ **322**(7279): 144-149.

Mellinger, G. D., M. B. Balter, et al. (1984). "Prevalence and correlates of the long-term regular use of anxiolytics

10.1001/jama.251.3.375." JAMA **251**(3): 375-379.

Mennin, D. S. and R. G. Heimberg (2000). "The impact of comorbid mood and personality disorders in the cognitive-behavioral treatment of panic disorder." Clinical Psychology Review **20**(3): 339-357.

Meyer, V. (1966). "Modification of expectations in cases with obsessional rituals." Behaviour Research and Therapy **4**(4): 273-280.

Meyer, V., R. Levy, et al. (1974). The behavioral treatment of obsessive-compulsive disorders. Obsessional states. H. R. Beech. London (UK), Methuen: 233-58.

Morel, B. A. (1860). Traité des maladies mentales. Paris, Masson.

Morel, B. A. (1866). "Du délire émotif. Névrose du système nerveux ganglionnaire viscéral." Archives Générales de Médecine **7**: 385-402, 530-551, 700-707.

Mundo, E., M. A. Richter, et al. (2000). "Is the 5-HT1D{beta} Receptor Gene Implicated in the Pathogenesis of Obsessive-Compulsive Disorder?" Am J Psychiatry **157**(7): 1160-1161.

Narrow, W. E., D. S. Rae, et al. (2002). "Revised Prevalence Estimates of Mental Disorders in the United States: Using a Clinical Significance Criterion to Reconcile 2 Surveys' Estimates." Arch Gen Psychiatry **59**(2): 115-123.

Nelson, E. and J. Rice (1997). "Stability of diagnosis of obsessive-compulsive disorder in the Epidemiologic

Catchment Area study." Am J Psychiatry **154**(6): 826-831.

Nemeroff, C. B. and W. W. Vale (2005). "The neurobiology of depression: inroads to treatment and new drug discovery." J Clin Psychiatry **66**(Suppl 7): 5-13.

Nishith, P., R. D. V. Nixon, et al. (2005). "Resolution of trauma-related guilt following treatment of PTSD in female rape victims: A result of cognitive processing therapy targeting comorbid depression?" Journal of Affective Disorders **86**(2-3): 259-265.

Nordahl, T. E., C. Benkelfat, et al. (1989). "Cerebral glucose metabolic rates in obsessive compulsive disorder." Neuropsychopharmacology **1989**(2): 23-8.

Nutt, D. (2000). "Treatment of depression and concomitant anxiety." European Neuropsychopharmacology **10**(Supplement 4): S433-S437.

Oliver, B., J. Gascon, et al. (2003). "Bilateral Anterior Capsulotomy for Refractory Obsessive-Compulsive Disorders." Stereotact Funct Neurosurg **81**: 90-5.

Perlmutter, S. J., S. F. Leitman, et al. (1999). "Therapeutic plasma exchange and intravenous immunoglobulin for obsessive-compulsive disorder and tic disorders in childhood." The Lancet **354**(9185): 1153-1158.

Perugi, G., H. S. Akiskal, et al. (1997). "The clinical impact of bipolar and unipolar affective comorbidity on obsessive-compulsive disorder." Journal of Affective Disorders **46**(1): 15-23.

Pini, S., G. B. Cassano, et al. (1997). "Prevalence of anxiety disorders comorbidity in bipolar depression, unipolar depression and dysthymia." Journal of Affective Disorders **42**(2-3): 145-153.

Pini, S., R. Goldstein, et al. (1994). "Phenomenology of panic disorder and major depression in a family study." Journal of Affective Disorders **30**(4): 257-272.

Pollak, M. H. (2005). "Comorbid Anxiety and Depression." J Clin Psychiatry **66**(Suppl. 8): 22-29.

Pull, C. B. (2007). "Combined pharmacotherapy and cognitive-behavioural therapy for anxiety disorders." Current Opinion in Psychiatry **20**(1): 30-35.

Rajkowska, G. (2003). "Depression: What We can Learn from Postmortem Studies." Neuroscientist **9**(4): 273-284.

Rasmussen, S. and M. Tsuang (1986). "Clinical characteristics and family history in DSM-III obsessive- compulsive disorder." Am J Psychiatry **143**(3): 317-322.

Rauch, S. L., M. A. Jenike, et al. (1994). "Regional cerebral blood flow measured during symptom provocation in obsessive-compulsive disorder using oxygen 15-labeled carbon dioxide and positron emission tomography." Arch Gen Psychiatry **51**(1): 62-70.

Regier, D. A., J. H. Boyd, et al. (1988). "One-month prevalence of mental disorders in the United States. Based on five Epidemiologic Catchment Area sites." Arch Gen Psychiatry **45**(11): 977-986.

Rickels, K., N. DeMartinis, et al. (2000). "Imipramine and Buspirone in Treatment of Patients With Generalized Anxiety Disorder Who Are Discontinuing Long-Term Benzodiazepine Therapy." Am J Psychiatry **157**(12): 1973-1979.

Rickels, K., E. Schweizer, et al. (1999). "Trazodone and valproate in patients discontinuing long-term benzodiazepine therapy: effects on withdrawal symptoms and taper outcome." Psychopharmacology **141**(1): 1-5.

Rifkin, A., S. Doddi, et al. (1989). "Benzodiazepine use and abuse by patients at outpatient clinics." Am J Psychiatry **146**(10): 1331-1332.

Robins, L. N., J. E. Helzer, et al. (1984). "Lifetime prevalence of specific psychiatric disorders in three sites

10.1001/archpsyc.41.10.949." Arch Gen Psychiatry **41**(10): 949-958.

Ross, H. E. (1993). "Benzodiazepine use and anxiolytic abuse and dependence in treated alcoholics." Addiction **88**(2): 209-18.

Rothschild, A. J., J. Shindul-Rothschild, et al. (2000). "Comparison of the frequency of behavioral disinhibition on alprazolam, clonazepam, or no benzodiazepine in hospitalized psychiatric patients." J Clin Psychopharmacol **20**(1): 7-11.

Roy-Byrne, P., M. Geraci, et al. (1986). "Life events and course of illness in patients with panic disorder." Am J Psychiatry **143**(8): 1033-1035.

Rush, A. J., M. Zimmerman, et al. (2005). "Comorbid psychiatric disorders in depressed outpatients: Demographic and clinical features." Journal of Affective Disorders **87**(1): 43-55.

Safer, D. J. (2006). "Should Selective Serotonin Reuptake Inhibitors Be Prescribed for Children With Major Depressive and Anxiety Disorders?" Pediatrics **118**(3): 1248-1251.

Saxena, S., A. L. Brody, et al. (2002). "Differential Cerebral Metabolic Changes With Paroxetine Treatment of Obsessive-Compulsive Disorder vs Major Depression." Arch Gen Psychiatry **59**(3): 250-261.

Saxena, S., A. L. Brody, et al. (1999). "Localized Orbitofrontal and Subcortical Metabolic Changes and Predictors of Response to Paroxetine Treatment in Obsessive-Compulsive Disorder." Neuropsychopharmacology **21**: 683-93.

Schildkraut, J. (1995). "The catecholamine hypothesis of affective disorders: a review of supporting evidence." J Neuropsychiatry Clin Neurosci 7(4): 524-533.

Schweizer, E., W. G. Case, et al. (1995). "Progesterone co-administration in patients discontinuing long-term benzodiazepine therapy: effects on withdrawal severity and taper outcome." Psychopharmacology **117**(4): 424-9.

Schweizer, E. and K. Rickels (1998). "Benzodiazepine dependence and withdrawal: a review of the syndrome and its clinical management." Acta Psychiatrica Scandinavica **98**(Supp. 393): 95-101.

Schweizer, E., K. Rickels, et al. (1991). "Carbamazepine treatment in patients discontinuing long-term benzodiazepine therapy. Effects on withdrawal severity and outcome." Arch Gen Psychiatry **48**(5): 448-452.

Service, A. P. A. M. H. (1980). Diagnostic and statistical manual of mental disorders. Washington DC, American Psychiatric Association.

Shader, R. I. and D. J. Greenblatt (1993). "Use of Benzodiazepines in Anxiety Disorders." N Engl J Med **328**(19): 1398-1405.

Shader, R. I., R. J. Pary, et al. (1984). "Plasma concentrations and clinical effects after single oral doses of prazepam, clorazepate and diazepam." J Clin Psychiatry **45**(10): 411-13.

Sheline, Y. I., M. H. Gado and H. C. Kraemer (2003). "Untreated depression and hippocampal volume loss." Am J Psychiatry **160**(8):1516-1518.

Solomon, R. L., L. J. Kamin, et al. (1953). "Traumatic avoidance learning: the outcomes of several extinction procedures with dogs." Journal of Abnormal & Social Psychology **48**(2): 291-302.

Spiegel, D. A. (1999). "Psychological Strategies for Discontinuing Benzodiazepine Treatment." J Clin Psychopharmacol **19**(Suppl. 2): S17-22.

Stein, M., J. Walker, et al. (1996). "Childhood physical and sexual abuse in patients with anxiety disorders and in a community sample." Am J Psychiatry **153**(2): 275-277.

Stern, L., J. Zohar, et al. (1998). "Treatment of severe, drug resistant obsessive compulsive disorder with the 5HT1D agonist sumatriptan." European Neuropsychopharmacology **8**(4): 325-328.

Strohle, A. and F. Holsboer (2003). "Stress responsive neurohormones in depression and anxiety." Pharmacopsychiatry **36 Suppl 3**: S207-14.

Swedo, S. E., P. Pietrini, et al. (1992). "Cerebral glucose metabolism in childhood-onset obsessive-compulsive disorder. Revisualization during pharmacotherapy." Arch Gen Psychiatry **49**(9). 690-694.

Swerdlow, N. R., K. T. Britton, et al. (1989). "Potentiation of acoustic startle by corticotropin-releasing factor (CRF) and by fear are both reversed by alpha-helical CRF (9-41)." Neuropsychopharmacology **2**(4): 285-92.

Thoren, P., M. Asberg, et al. (1980). "Clomipramine treatment of obsessive-compulsive disorder. I. A controlled clinical trial." Arch Gen Psychiatry **37**(11): 1281-1285.

Tyrer, P., B. Ferguson, et al. (1996). "A controlled trial of dothiepin and placebo in treating benzodiazepine withdrawal symptoms." Br J Psychiatry **168**(4): 457-461.

Wang, P. S., R. L. Bohn, et al. (2001). "Hazardous Benzodiazepine Regimens in the Elderly: Effects of Half-Life, Dosage, and Duration on Risk of Hip Fracture." Am J Psychiatry **158**(6): 892-898.

Weissman, M. M., R. C. Bland, et al. (1997). "The cross-national epidemiology of panic disorder." Arch Gen Psychiatry **54**(4): 305-309.

Wells, K. B. and C. D. Sherbourne (1999). "Functioning and Utility for Current Health of Patients With Depression or Chronic Medical Conditions in Managed, Primary Care Practices." Arch Gen Psychiatry **56**(10): 897-904.

Whyte, I. M., A. H. Dawson, et al. (2003). "Relative toxicity of venlafaxine and selective serotonin reuptake inhibitors in overdose compared to tricyclic antidepressants." QJM **96**(5): 369-374.

Wittchen, H.-U., R. C. Kessler, et al. (2000). "Why do people with anxiety disorders become depressed? A prospective longitudinal community study." Acta Psychiatrica Scandinavica **102**(supplement 406): 14-23.

Woodruff, R. and F. N. Pitts, Jr. (1964). "Monozygotic twins with obsessional illness." Am J Psychiatry **120**(11): 1075-1080.

Woods, J. H., J. L. Katz, et al. (1995a). Abuse and therapeutic use of benzodiazepines and benzodiazepine-like drugs. Psychopharmacology: teh Foruth Generation of Progress. F. E. Bloom and D. J. Kupfer. New York, Raven Press: 1777-91.

Woody, S., P. D. McLean, et al. (1999). "Treatment of major depression in the context of panic disorder." Journal of Affective Disorders **53**(2): 163-174.

Yerevanian, B. I., R. J. Koek, et al. (2001). "Anxiety disorders comorbidity in mood disorder subgroups: data from a mood disorders clinic." Journal of Affective Disorders **67**(1-3): 167-173.

Zimmermann, P., H. U. Wittchen, et al. (2003). "Primary anxiety disorders and the development of subsequent alcohol use disorders: a 4-year community study of adolescents and young adults." Psychological Medicine **33**: 1211-22.

Zitman, F. G. and J. E. Couvee (2001). "Chronic benzodiazepine use in general practice patients with depression: an evaluation of controlled treatment and taperoff: Report on behalf of the Dutch Chronic Benzodiazepine Working Group." Br J Psychiatry **178**(4): 317-324.

Zohar, J. and T. R. Insel (1987). "Obsessive-compulsive disorder: psychobiological approaches to diagnosis, treatment, and pathophysiology." Biological Psychiatry **22**(6): 667-687.

Zohar, J. and S. Kindler (1992). "Serotonergic probes in obsessive-compulsive disorder." International Clinical Psychopharmacology **7**(Suppl. 1): 39-40.

Zohar, J. and S. Kindler (1992). "Update of the serotonergic hypothesis of obsessive-compulsive disorder." Clinical Neuropharmacology **15**(Suppl 1): 257A-8A.

Zohar, J., E. A. Mueller, et al. (1987). "Serotonergic responsivity in obsessive-compulsive disorder. Comparison of patients and healthy controls." Arch Gen Psychiatry **44**(11): 946-951.

Index

Index

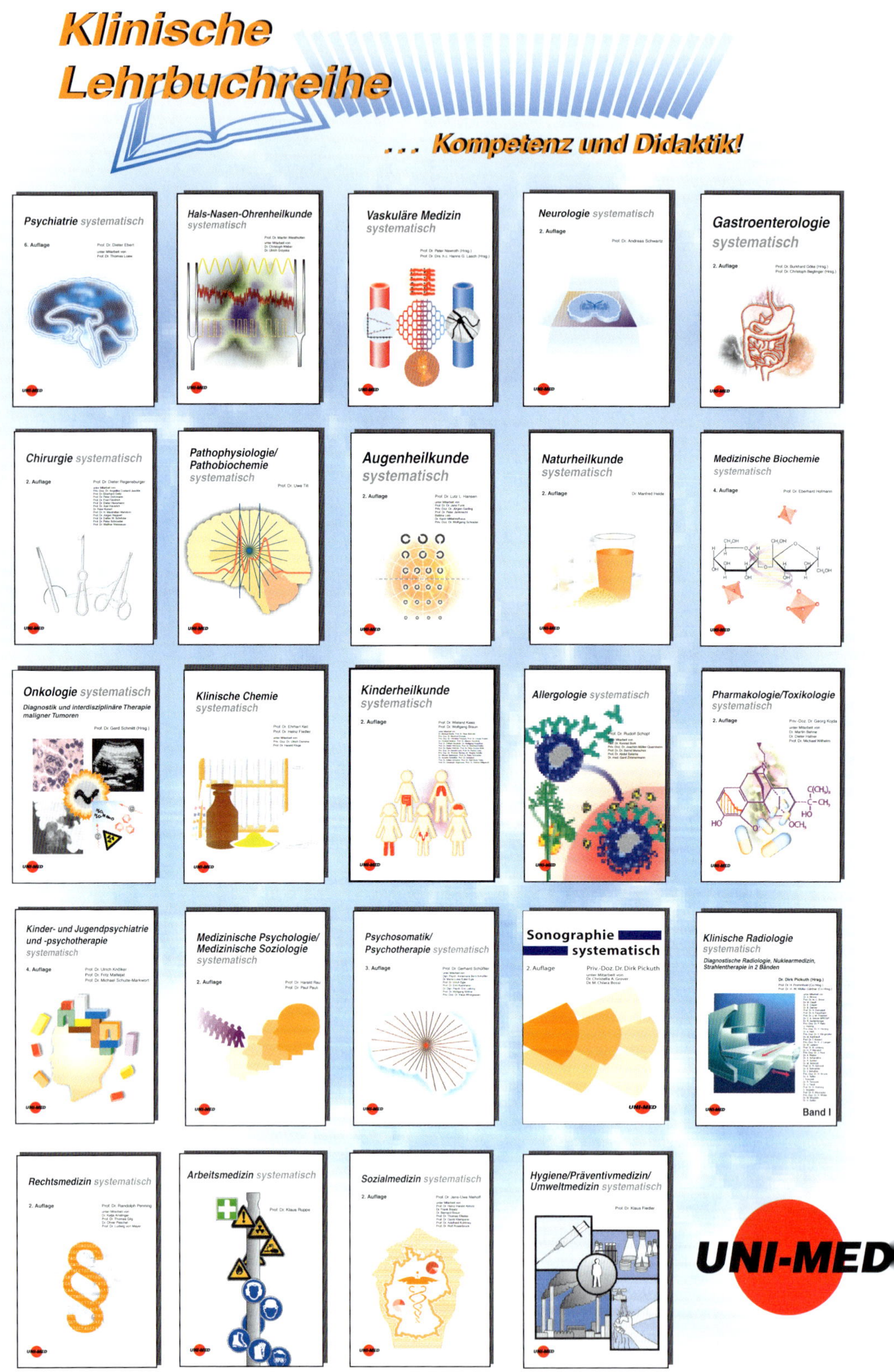

Klinische Lehrbuchreihe
... Kompetenz und Didaktik!
Psychiatrie systematisch
6. Auflage
Hals-Nasen-Ohrenheilkunde systematisch
Vaskuläre Medizin systematisch
Neurologie systematisch
2. Auflage
Gastroenterologie systematisch
2. Auflage
Chirurgie systematisch
2. Auflage
Pathophysiologie/ Pathobiochemie systematisch
Augenheilkunde systematisch
2. Auflage
Naturheilkunde systematisch
2. Auflage
Medizinische Biochemie systematisch
4. Auflage
Onkologie systematisch
Diagnostik und interdisziplinäre Therapie maligner Tumoren
Klinische Chemie systematisch
Kinderheilkunde systematisch
2. Auflage
Allergologie systematisch
Pharmakologie/Toxikologie systematisch
2. Auflage
Kinder- und Jugendpsychiatrie und -psychotherapie systematisch
4. Auflage
Medizinische Psychologie/ Medizinische Soziologie systematisch
2. Auflage
Psychosomatik/ Psychotherapie systematisch
3. Auflage
Sonographie systematisch
2. Auflage
Priv.-Doz. Dr. Dirk Pickuth
Klinische Radiologie systematisch
Diagnostische Radiologie, Nuklearmedizin, Strahlentherapie in 2 Bänden
Band I
Rechtsmedizin systematisch
2. Auflage
Arbeitsmedizin systematisch
Sozialmedizin systematisch
2. Auflage
Hygiene/Präventivmedizin/ Umweltmedizin systematisch
UNI-MED

Neurologische Fachliteratur von UNI-MED...

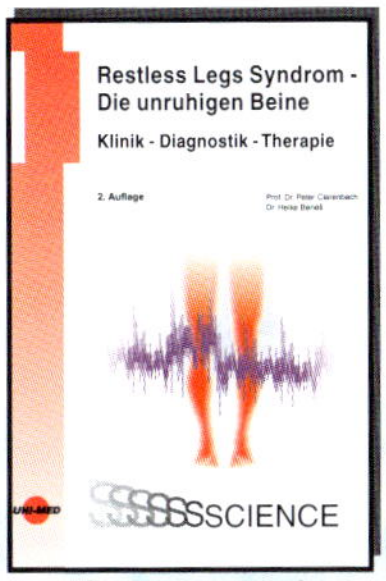

2. Aufl. 2006, 160 Seiten, ISBN 978-3-89599-631-3

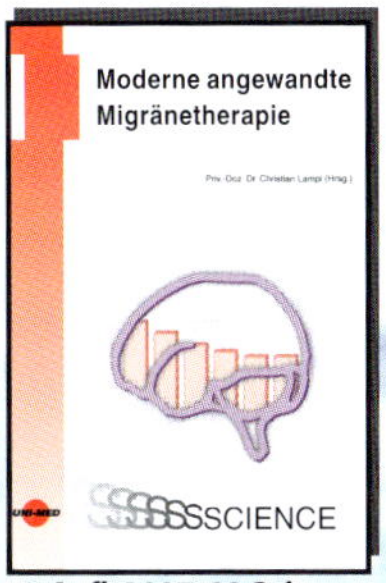

1. Aufl. 2007, 80 Seiten, ISBN 978-3-89599-920-8

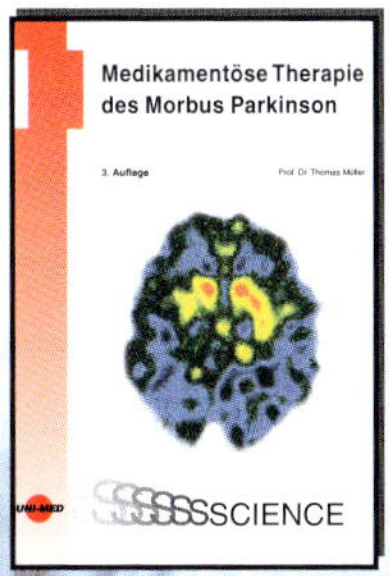

3. Aufl. 2006, 128 Seiten, ISBN 978-3-89599-864-5

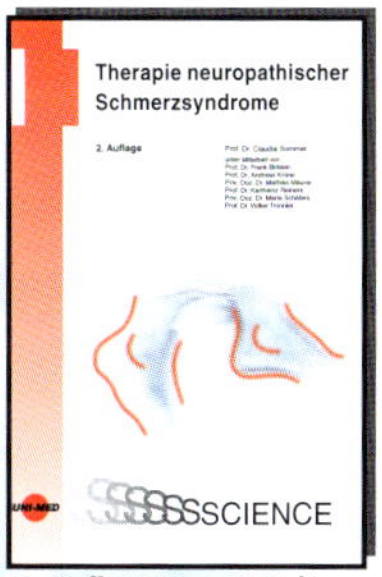

2. Aufl. 2006, 112 Seiten, ISBN 978-3-89599-949-9

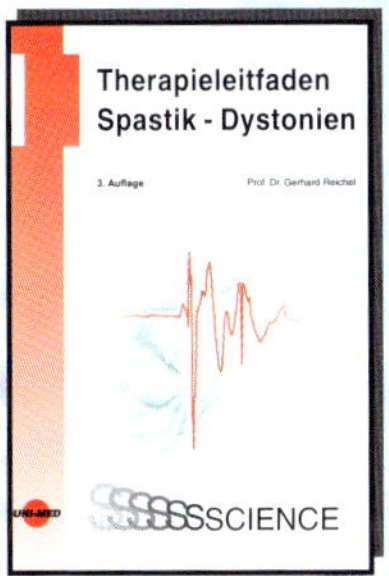

3. Aufl. 2006, 192 Seiten, ISBN 978-3-89599-882-9

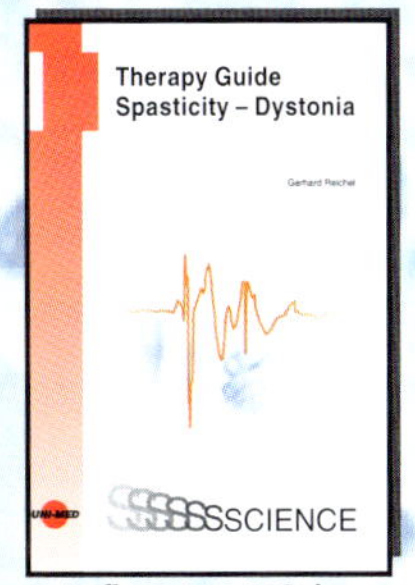

1. Aufl. 2005, 144 Seiten, ISBN 978-3-89599-779-2

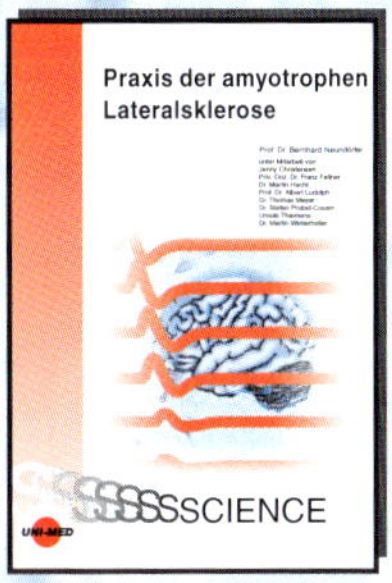

1. Aufl. 2002, 112 Seiten, ISBN 978-3-89599-598-9

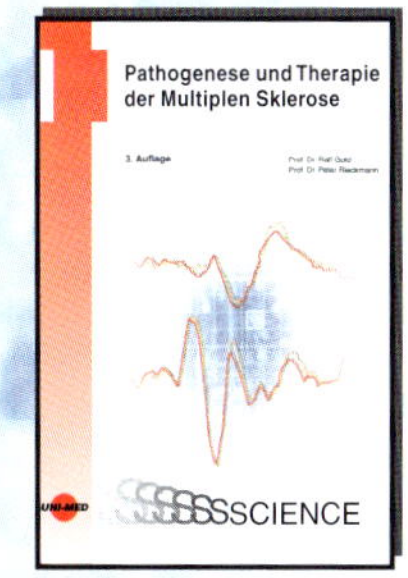

3. Aufl. 2004, 128 Seiten, ISBN 978-3-89599-785-3

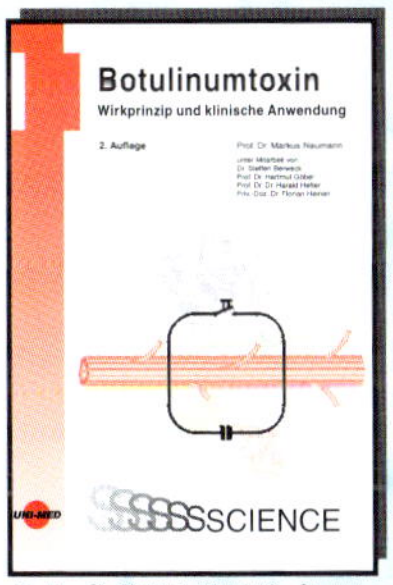

2. Aufl. 2003, 128 Seiten, ISBN 978-3-89599-589-7

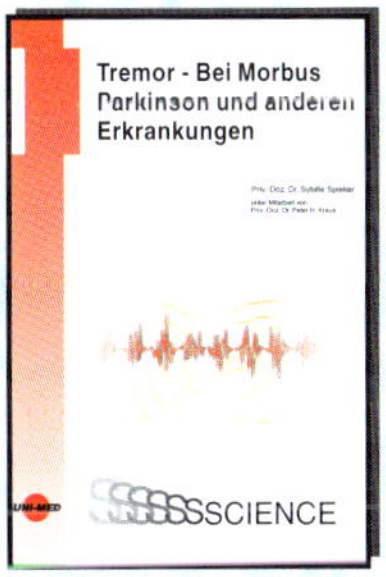

1. Aufl. 2005, 56 Seiten, ISBN 978-3-89599-711-2

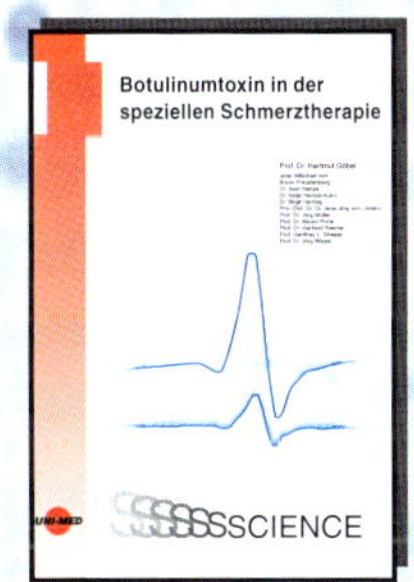

1. Aufl. 2004, 204 Seiten, ISBN 978-3-89599-803-4

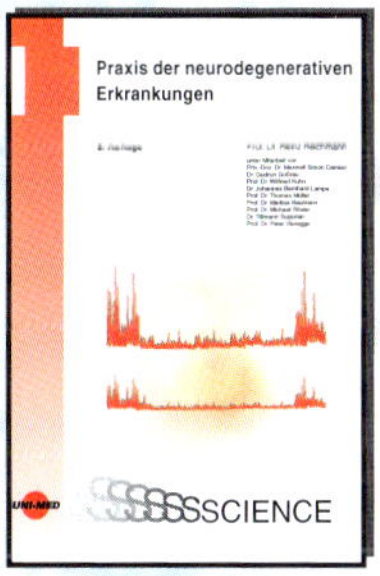

2. Aufl. 2005, 128 Seiten, ISBN 978- 3-89599-758-7

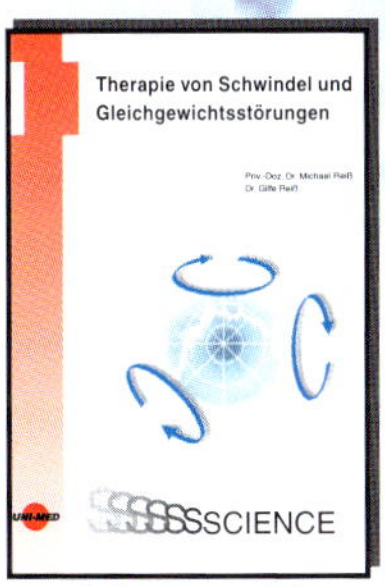

1. Aufl. 2006, 208 Seiten, ISBN 978-3-89599-938-3

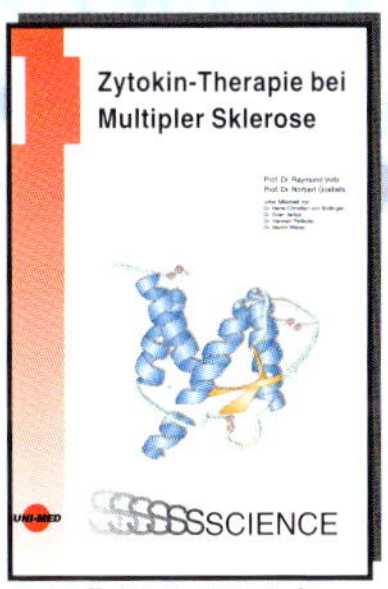

1. Aufl. 2004, 120 Seiten, ISBN 978-3-89599-688-7

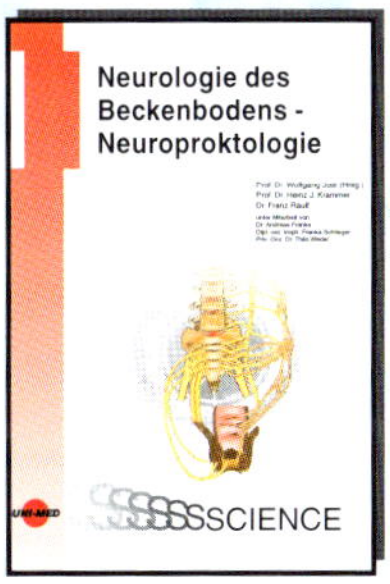

1. Aufl. 2005, 124 Seiten, ISBN 978-3-89599-886-7

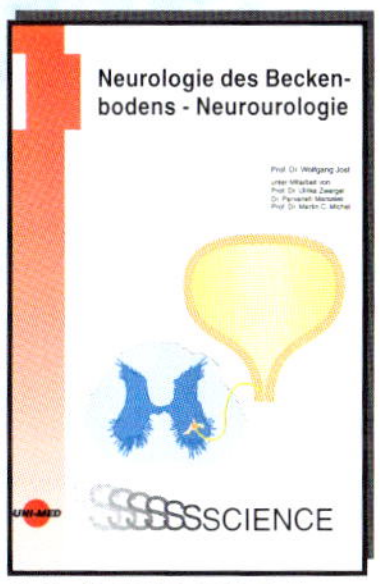

1. Aufl. 2004, 160 Seiten, ISBN 978-3-89599-768-6

UNI-MED *SCIENCE* -
topaktuelle Spezialthemen!

...reine Nervensache!